La médecine africaine en pays ngàmbáye au Tchad

Collection « Études africaines »

dirigée par Denis Pryen et son équipe

Forte de plus de mille titres publiés à ce jour, la collection « Études africaines » fait peau neuve. Elle présentera toujours les essais généraux qui ont fait son succès, mais se déclinera désormais également par séries thématiques : droit, économie, politique, sociologie, etc.

Dernières parutions

Guy-Eugène DEMBA, *La mise en œuvre du Droit international humanitaire en Centrafrique. De la théorie à la pratique*, 2024.
Charlie MBALLA (dir.), *L'État dans les Afriques. État des lieux en Afrique subsaharienne. Nouvelle édition*, 2024
Maman Aminou A. KOUNDY, *La gouvernance du secteur judiciaire au Niger, Regards critiques*, 2024.
Paul G. ACLINOU, *Le premier festival mondial des arts nègres. Ou la négritude cinquante-cinq ans après*, 2024.
Sous la direction de Yao-Edmond KOUASSI, *Culture, africanologie et humanisme, Hommage au professeur Abou Karamoko*, 2024.
Alpha BA, *Tragédie rwandaise : l'échec fatal de la solution négociée, Responsabilités et répercussions dans la région des Grands Lacs*, 2024.
Cédric ONDAYE-EBAUH, *Vous avez dit développement ?*, Nouvelle édition, 2024.
Francky BOLAMBULI BOSINGA, *Le devoir de l'Homme africain. Repenser la démocratie et la culture négro-africaine avec Phambu Ngoma-Binda*, 2024.
Albert JIOTSA (coord.), *Dynamique de la protection sociale de l'enfance au Cameroun et en Afrique*, 2024.
Ahmed Salem OULD MOHAMED BABA, *Introduction au dialecte ḥassāniyya de Mauritanie. Étude grammaticale et lexicale*, 2024.
Emmanuel NGWE, *La population du Cameroun, Du comptage des effectifs à l'analyse des phénomènes démographiques*, 2024.

Dingamtoudji Maïkoubou

La médecine africaine en pays ngàmbáye au Tchad

L'Harmattan

Du même auteur
chez le même éditeur

La musique traditionnelle ngàmbáye-Tchad, 2022.
La nutrition au Tchad. Alimentation, produits locaux et recettes, 2022.
Tabous, totems et magie dans la société ngàmbáye du Tchad, 2020.
Dictionnaire bilingue : Ngàmbáye-Français Français-Ngàmbáye, 2019.
Les Ngàmbáyes. Une société de la Savane arborée du Tchad, 2015.
Les noms de personnes chez les Ngàmbáyes du Tchad, 2013.
Sú et Njaamgodo. Contes ngàmbáyes du Tchad, 2010.
La femme ngàmbáye (Tchad) dans la société précoloniale, 2006.
Proverbes et dicton Ngàmbáyes-Tchad, 2005.

5-7, rue de l'Ecole-Polytechnique, 75005 Paris

http://www.editions-harmattan.fr

ISBN : 978-2-336-43308-0
EAN : 9782336433080

« Ce qui n'est pas santé s'achète. » (La santé est un trésor qu'il faut garder avec soigne)

Proverbe ngàmbáye : Tchad

« Ne remettez jamais le traitement à plus tard. »

« Il est nécessaire de traiter non seulement la maladie, mais aussi de contrer les causes qui la provoquent. »

« Le médecin soigne la maladie, mais c'est la nature qui guérit. »

Hippocrate

« ... Le malade ne veut que l'amélioration de son état, l'apaisement de ses maux, la guérison si possible. C'est cela qu'il attend du médecin... »

Dr Gisèle Armelin

« Les hommes qui s'occuperaient de rendre la santé à d'autres hommes par les seuls principes d'humanité et de bienfaisance seraient fort au-dessus de tous les grands de la terre ; ils tiendraient de la Divinité. Conserver et préparer est presque aussi beau que faire... »

Voltaire

À mes aïeux

À mes feus parents Ongnodji et Ndiglar

À tous ceux qui sont malades

Introduction générale

Le thème que nous nous proposons d'étudier dans les pages qui suivent est le domaine précis de la médecine africaine en pays ngàmbáye au Tchad. La santé est, sans aucun doute, l'une des conditions préalables au progrès social, économique et culturel. C'est pourquoi elle est au centre des préoccupations des peuples.

Ainsi, chaque peuple met en place des dispositions et des réseaux pour venir en aide aux besoins de sa population.

Pour ce qui nous concerne, nous restons au pays ngàmbáye, à l'extrême sud du Tchad, qui est notre milieu de vie. Étant nous-même natif de ce pays et arrière-petit-fils d'une praticienne traitant des os, nous avons été soigné par cette médecine africaine, notre recherche et notre observation aidant nous voulons tenter de rentre compte de la réalité de cette médecine à tradition africaine, de restaurer les différences qui la séparent de la médecine moderne afin que l'on reconnaisse la solidité de ses pratiques, et en quoi sa philosophie est différente. Il faut lui frayer le chemin et non l'asphyxier. On ne peut plus concevoir la protection de la santé selon la seule norme de la médecine européenne. Il est grand temps que la médecine déjà ancienne, mais dévalorisée, négligée, rejetée, reprenne sa place dans le concert médical du monde.

Fondée sur des lois sûres et constantes, la médecine à tradition africaine est par sa technique à l'avant-garde de la connaissance scientifique et par ses soins prodigués à l'homme qu'elle considère comme un tout indivisible, différent des autres, non hybride. Elle est d'un côté la médecine de l'époque préhistorique, mais de l'autre elle s'insère parfaitement dans une connaissance de l'homme de notre temps à l'échelle mondiale.

En effet, si on considère que l'Afrique noire est le berceau de l'humanité sa médecine précède celle de l'Occident. C'est pourquoi le moment est venu pour qu'elle sorte de la semi-clandestinité et revendique le privilège d'être « la tête et non la queue, en haut, et non en bas[1] » de la médecine officielle. C'est pour cela que nous plaidons sa cause à travers les lignes qui suivent. Ainsi l'ambition de cet ouvrage est de montrer que par ses principes, sa technique, sa rigueur, la médecine africaine est totale pour l'homme entier, indivisible. Ce livre a donc pour but de rompre le silence qui l'entoure, de la sortir de sa semi-clandestinité, et surtout de dire que ses principes globaux répondent aux aspirations de notre époque, et qu'elle mérite mieux que le traitement qu'on le fait subir.

Autant dire tout de suite que la tâche ne sera pas facile. L'auteur étant lui-même originaire du cadre de son étude, aura-t-il assez de recul pour analyser d'une façon objective sans être influencé par ce lien ombilical qui le lie au milieu de son étude ? Il espère y parvenir. Car comme le dit ses ancêtres :

« Né rā tō ndū ngà dìngàm gē mè k-ùn ».

Le travail est un acte de courage et de foi.

(Il ne suffit pas de le dire, il faut le faire).

C'est donc par la foi que nous entreprenons ce travail avec l'espoir de le mener jusqu'à son terme.

Le pays ngàmbáye est malheureusement négligé par le secteur moderne de la santé. La médecine traditionnelle était la bouée de sauvetage de la population. Les guérisseurs expérimentés, dignes de foi et réputés pour leur efficacité étaient d'un nombre important à travers le territoire ngàmbáye. Leurs soins étaient le seul salut chez beaucoup de malades. En outre les longues années d'expérience dans la médecine africaine constituent pour eux une source inouïe en matière de remède.

De nos jours, beaucoup sont morts avec leur savoir. D'autres n'exercent plus pour des raisons de foi chrétienne. D'autres encore exercent leur métier dans la semi-clandestinité.

En définitive, tous ces guérisseurs traditionnels sont rejetés et marginalisés. Cependant, la souffrance physique, morale, mentale, spirituelle et sociale, la plus cruelle, la plus sournoise, continue sa

---

[1] Bible (Deutéronome 28 : 13).

marche sans répit. Puisque la médecine occidentale n'arrive pas toujours à juguler cette souffrance des gens.

Qu'on nous comprenne bien : nous ne nions pas que la médecine moderne ait guéri des malades, sauver des vies. Mais nous déplorons qu'elle ait rejeté la médecine traditionnelle. Les choses s'aggravent quand on constate que les maladies qu'on croyait définitivement vaincues font leur réapparition avec force. Pour soulager leurs douleurs certains de nos locuteurs se font injecter de l'antibiotique pour les bovins et d'autres, voire les mêmes, font dissoudre de la mentholatum analgésique jaune dans de boisson chaude et boivent. Or, cette dernière est une pommade destinée à une application locale.

Ainsi plaidons-nous la valorisation de la médecine traditionnelle par la collaboration entre les médecins conventionnels et les guérisseurs dans les cases de santé[2]. Ces cases construites par des ruraux qui sont dépourvues très souvent de personnel qualifié et de médicaments. Deux choses valent mieux qu'un. Raison pour laquelle nous plaidons la collaboration entre les deux systèmes de santé pour prévenir au moins les gens contre les méfaits de ces produits chimiques qu'ils prennent sans l'avis de quelqu'un qui fait autorité. Pour corroborer notre propos qu'il nous soit permis de citer quelques proverbes édictés par nos anciens :

– Bò dìngàmjé jōó ndà ndī wà dé kéi sùrù gé èĺ

La foudre n'atteint pas en même temps deux hommes dans une cabane.

– Jī gé kárā wà kùdù tēn èĺ

Une seule main n'écarte pas les fesses.

– Ngōn jī kárā tō úl èĺ

Un seul doigt ne peut casser les coques d'arachide.

En réalité, le proverbe en tant que parole instituée, relevant de la sagesse, est par excellence le véhicule d'un savoir-vivre. Aussi, les guérisseurs et les médecins conventionnels peuvent s'approprier ces proverbes qui se rapprochent en réalité des

[2] Case de santé : Dans un village, lieu où un agent de (la) santé peut soigner des maladies courantes. La note est de Mbai-yelmia Ngabo Ndjrassem, *Le français au Tchad,* in Revue du Réseau des Observatoires du français contemporain en Afrique, n° 20-2005, p. 84.

dictons dont la compréhension est immédiate contrairement aux proverbes proprement dits.

Le champ de notre étude, avons-nous dit, est le pays Ngàmbáye, à l'extrême sud du Tchad ; zone de savane arborée et communauté culturelle tournée vers le christianisme avec une population à majorité chrétienne.

Ce choix est déterminé par deux raisons principales :

– En premier lieu, parce qu'étant natif du terroir nous connaissons assez bien ses coutumes et ses traditions.

– Puis à cause de la langue locale : *Tàr ngàmbáye* qui est notre langue première dont nous maîtrisons assez bien l'expression. Ce qui nous évite de traducteurs si nous choisissons une autre province. Cela compliquera notre travail quand on sait que les guérisseurs sont méfiants d'une personne qu'ils ne connaissent pas.

Si ce livre est une plaidoirie pour la médecine africaine, il est aussi un appel aux guérisseurs pour se constituer en une association avec des représentants dans chaque canton pour faire entendre leur voix et rompre ce mur de silence qui les entoure, et surtout de se faire connaître. Car dans la situation actuelle on ne sait pas qui est guérisseur et qui ne l'est pas ? Quand on sait qu'au sein d'un clan, il y a au moins un membre qui connaît au moins quelques plantes médicamenteuses à même de guérir certains mots comme la constipation, la diarrhée, la migraine par exemple.

Afin de pouvoir éluder cette difficulté, il nous est nécessaire de procéder à une recherche documentaire en ce qui concerne la définition des termes guérisseurs ; charlatan ; féticheurs ; médecine traditionnelle ; herboriste... Nous y reviendrons dans le corps de notre étude.

Elle comporte trois parties :

La première partie est consacrée à la présentation du pays ngàmbáye et son peuple. Ce travail nous amènera à analyser son milieu physique et son cadre humain.

La deuxième partie présentera les pratiques médicales de la médecine africaine.

La troisième partie s'attachera à analyser le traitement des maladies médico-magiques.

Nous terminerons notre étude par une conclusion générale.

Avant d'entrer dans le vif du sujet, il importe d'apporter quelques précisions :

– Ce livre n'est pas tombé d'un arbre par l'action du vent : il est le fruit de l'observation directe et de la recherche documentaire. Concernant la recherche documentaire, les travaux antérieurs sur le sujet qui nous occupe sont nombreux. Beaucoup sont mis en ligne en PDF. Nous ne les avons pas tous consultés, loin de là. Mais nous nous appuyons sur ce que nous avons trouvé pour écrire ce livre afin de le mettre au service de tous les guérisseurs et les agents de la santé pour qu'ils unissent leurs efforts pour sauver des vies. L'heure n'est plus à la mésentente, mais à l'union pour combattre la maladie qui fait des ravages parmi nos compatriotes. Pour ce faire j'ai cru bon de conserver à cet ouvrage la forme de vulgarisation à usage pratique. À cet égard, les notes indispensables, les citations illustratives, justificatives ont été rejetées en bas de pages. La bibliographie signalée chemin faisant a été réduite aux ouvrages et articles assez facilement consultables par le plus grand nombre.

– C'est ici le lieu pour remercier tous nos informateurs et tous ceux qui ont pris la peine de relire notre texte et de nous faire des remarques.

Présentation du pays ngàmbáye et son peuple

I. Situation géographique[3]

Situé au Sud-ouest de la République du Tchad, le pays Ngàmbáye est limité au Nord par Pala-Kélo-Lai, au Sud par Goré - Mbaïbokoum, à l'Est par Guidari - Doba - Goré, à l'Ouest par Mbaïbokoum - Pala. Autrement dit, il englobe la totalité de la zone préfectorale du Logone occidental et des zones sous-préfectorales de Gagal, dans le Mayo Kebbi, et de Bébidja, dans le Logone oriental ; soit au total un territoire d'environ 110 000 km2.

Ce territoire est arrosé par un fleuve : le Logone, long d'environ 1000 kilomètres, composé de deux branches : le Logone occidental dont les principaux affluents sont la Mbéré, la Lim, et la Pendé, alimentée par la Nyabakassi. Aux années de fortes crues, les eaux du Logone se déversent dans le Mayo-Kebbi affluent de la Bénoué alimentant ainsi le Bassin du Niger.

Outre le Logone qui traverse le pays Ngàmbáye il y a aussi de nombreux cours d'eau et marigots. Ceux-ci ne se rencontrent qu'en saison des pluies et en période de crues, car ils sont rares, voire inexistants en saison sèche qui dure approximativement du 15 novembre au 31 mai. Soulignons toutefois que cette durée de la saison sèche est variable.

[3] Sur ce chapitre voir aussi notre livre : *Les Ngàmbáyes- Une société de la savane arborée du Tchad*, éd. L'harmattan, 2015.

En dépit du Logone qui arrose le pays et de nombreux cours d'eau ou marigots dont nous venons de parler, beaucoup de villages Ngàmbáyes connaissent le problème de cet élément vital qu'est l'eau pendant la saison sèche.

Notons surtout les « Kōrós[4] » de Bénoye - Bébalem (au Nord de Moundou) et de Mbaïkoro - Bébidja (ESE de Moundou), parce qu'ils sont installés sur les bordures des vallées dont le fond est à sec pendant la plus grande partie de l'année.

Dans ces contrées, l'eau est obtenue au moyen des puits dont la nappe phréatique est située à une profondeur de 60 à 80 mètres. « Au plus fort de la saison sèche, dit P. Dagou, cette eau, souvent obtenue après de longues heures d'attente, parfois au prix de querelles et de bagarres, n'arrive plus à suffire aux besoins des populations concernées. Pendant la saison des pluies, la solution à ce problème crucial est apportée provisoirement par les eaux qui coulent au fond des vallées, chaque famille s'alimentant au vallon le plus proche de son domicile. Dans ces régions, les journées accablantes des mois de mars et avril rendent la vie morne dans les villages. La brousse elle-même dénudée, car calcinée par les feux, prend une couleur ocre et lugubre ; les plissements de terrain s'y déroulent à l'infini comme une grande houle fixée dans un éternel silence[5]. »

II. Le climat

Le territoire ethnique Ngàmbáye, comme toute la partie méridionale du Tchad, couvre une zone climatique tropicale de type soudanais qui est de régime semi-humide. La saison humide dure de six à sept mois. Mais ces limites sont variables, car le climat du pays Ngàmbáye dépend de l'affrontement des masses d'air au-dessus du continent.

Comme l'explique A. Djimet-Baboun « de novembre à mars-avril, prédominent les masses d'air continental sec de Nord-Est

---

[4] *Kōrós* désignent la brousse éloignée des villages.

[5] P. Dagou, *Les milieux ruraux en Afrique du Sud du Sahara : le cas du pays Mundan au Tchad,* Thèse de doctorat de 3e cycle, Montpellier, Université Paul Valéry, 1986, p18.

qui sont à l'origine de l'Harmattan. À partir de mars- avril, la mousson du Sud-Ouest avance en « coin » sous la masse d'air continental déterminant ainsi le Front Inter-Tropical (FIT) où s'affrontent les différentes masses d'air. C'est alors la période des tornades sèches.

Ce front détermine les zones de vents de convection et donne des cumulus qui, dès le mois d'avril, provoquent des orages. La mousson s'avance en biseau plus loin, vers le Nord, au mois de juillet-août et détermine à ce moment-là presque partout, les orages et les lignes de grains.

Dès la fin du mois de septembre, la masse d'air humide se retire et, en novembre, ne prédomine plus que la masse d'air continental ».

Notre auteur de conclure : « c'est donc le balancement de la masse d'air humide maritime, liée au mouvement apparent du soleil, qui détermine la saison des pluies[6] ».

Bien que dépendant des masses d'air, le climat du pays Ngàmbáye est relativement favorable à l'agriculture.

Au moment des crues, entre juillet et septembre, les précipitations sont abondantes ; l'absence de relief précipite l'eau dans la nature et provoque ainsi des inondations saisonnières qui coupent les voies de communication et isolent de nombreux villages.

Dans cette zone climatique soudano-guinéenne, la végétation rencontre des conditions climatiques favorables. Elle se caractérise par des forêts claires à légumineuses dominantes et de la savane arborée forestière. On y trouve de nombreux arbres dont le [Parka africana], « néré » appelé mādē, le [Vittelaria africana], « karité », (dōí/rōí), le [Ziziplus mauritania], « jujubier », (ngógérō), le « palmier-doum », (gàírā /gààrā), le [Borassus oethiopum], « rônier », (màr).

Toutes ces différentes plantes sont utiles aux populations. Leur bois sert à la construction des cases, (kéi), des mortiers, (bìrí), des pilons, (gòí) ou des pirogues, (tò); la plupart d'entre elles produisent des fruits comestibles. À titre d'exemple, citons le

[6] A. Djimet-Baboum, *Étude géomorphologique de la vallée du Logone en amont de Lai, (République du Tchad)*, Thèse de doctorat de 3e cycle, Université Louis Pasteur, Strasbourg1, 1979, p. 109.

karité dont on mange l'écorce charnue du fruit et dont le noyau fournit du beurre.

Lorsque, pour les besoins de culture, les agriculteurs déboisent le sol, ils préservent des espèces végétales, notamment celles que nous venons de citer.

Cet ensemble de circonstances atmosphériques et météorologiques agréables fait du pays Ngàmbáye une zone agricole de type soudanais, terroir d'élection de la culture du coton, du riz, des arachides et de nombreux autres produits vivriers dont les principaux sont le mil et le sorgho. Cet atout lui a valu, comme à tout le reste du Sud du Tchad, l'appellation de « Tchad utile », « Tchad coton » ou encore le « grenier du Tchad ». C'est aussi le terroir des petits et gros gibiers.

Domaine le plus riche en faunes et le plus peuplé du Tchad, le pays Ngàmbáye est un des endroits qui a pour le chasseur un attrait irrésistible.

Parmi les animaux sauvages rencontrés, mentionnons à titre indicatif l'éléphant, le lion, la panthère, l'hyène, les antilopes, les gazelles, les buffles, et cetera.

Au nombre des oiseaux, citons les passereaux, les cailles, les aigrettes, les girouettes et de nombreux autres petits oiseaux très beaux à voir.

Parmi les reptiles, signalons des lézards, des margouillats, des crocodiles, des tortues, une multitude de serpents.

On trouve aussi dans cette faune beaucoup d'insectes dont certains, comme le hanneton appelé móngēyòn, le coléoptère-gris, (dèngèrè), la petite sauterelle verte (njiro/njoiro), qui sont comestibles et d'autres, comme la sauterelle, le criquet qui sont très nuisibles aux cultures vivrières.

Voilà sommairement présenté le milieu physique dans lequel les Ngàmbáyes ont toujours mené une lutte de subsistance depuis la nuit des temps jusqu'à nos jours.

À la fin de cette présentation sommaire de la géographie physique du pays Ngàmbáye, faisons pour terminer une remarque : le pays Ngàmbáye dépend d'une zone climatique de type tropical, la température est relativement peu élevée. La vie humaine y est donc agréable.

Ce qui explique en partie une densité relativement forte de populations dans ce terroir : plus de 20 habitants au kilomètre carré. Nous disons en partie seulement, car de nombreux éléments favorisent cette compacité des populations Ngàmbáyes. À savoir :

– L'élargissement des fonds de la vallée du Logone et de la Pendé qui met en contact les terres limoneuses du lit majeur du fleuve avec la retombée des bombements sableux des kōrós, éléments favorables à la diversité des cultures ;

– La proximité de la nappe phréatique qui permet l'établissement de puits nombreux qui favorise la dispersion de l'habitat sur toute la terre exondée à la périphérie de la zone inondable et la possibilité pour certains groupes de pratiquer la pêche.

Il faut noter, cependant, que la pêche ne constitue pas l'activité principale des Ngàmbáyes. Seules les populations riveraines font de la pêche. Toutefois, au moment de la décrue, de juillet à novembre, les activités de pêche sont ralenties, parce que tout le monde ou presque travaille aux champs. Car les Ngàmbáyes ont plutôt la vocation agricole.

Cependant à la décrue, période pendant laquelle on pêche les poissons sortant des zones d'inondation, ils pratiquent à peu près tous la pêche, soit individuelle soit collective, au confluent du Logone ou dans les Nìán et les Kùs, noms locaux qui désignent les petits vallons où s'écoulent, de façon plus ou moins permanente, les eaux restituées par les plateaux, fond de dépression où séjournent plus ou moins longtemps les eaux de ruissellement de la saison des pluies.

Les engins utilisés sont : la ligne, les petits paniers (yē), les nasses (sō), les épuisettes (kór), les haveneaux (ouedé), les sakama à cornes (kábrā), les filets (būrā).

III. L'économie et les voies de communication

Il ne serait pas hors de propos ici de noter que Moundou, la capitale du pays Ngàmbáye, est surnommée « Moundou la rouge » à cause des flamboyants qui composent à la ville, de février à mai, un extraordinaire écrin écarlate. La ville de Moundou compte plusieurs usines : celle de l'égrenage de coton, la brasserie du Logone (qui fabrique la bière Gala), la manufacture de cigarettes et celle de cyclo-Tchad (usine de montage de bicyclettes et de vélomoteurs), les usines d'huilerie et de savonnerie de la Société Coton Tchad.

Toutes ces activités économiques sont rendues possibles grâce à un réseau de communications diversifié.

En effet, la ville de Moundou est située sur les axes routiers de Ndjaména-Laï-Moundou-Doba-Sarh d'une part et d'autre part sur l'axe Léré-Pala-Kélo-Moundou-Doba qui donne ainsi accès au Cameroun ; elle se situe également sur l'axe Goré-Moundou-Doba, permettant une ouverture vers la République centrafricaine.

Donc, le pays Ngàmbáye est privilégié du point de vue des communications avec le reste du pays et avec l'étranger en toutes saisons. Par ailleurs l'aéroport de Moundou est capable d'accueillir des avions de grande capacité telle que le DC6 par exemple. Notons aussi que le fleuve Logone constitue une ligne fluviale de transport de marchandises et de personnes non négligeable, même si le trafic est moins dense.

En outre, tous les villages Ngàmbáyes sont aussi des lieux de marchés hebdomadaires. Ce sont du même coup des endroits de transactions commerciales : denrées alimentaires, poteries, vanneries, fer, chevaux, et cetera.

Toutefois, les villages semblent être restés repliés sur eux-mêmes, les populations ne constituent donc pas de vastes entités politiques.

Voyons maintenant la géographie humaine.

IV. Géographie humaine

Ce qui nous frappe d'emblée au vu de ce terroir, c'est son caractère homogène en matière de population, malgré l'arrivée massive des gens du Nord du Tchad ces trente dernières années.

Tout le territoire Ngàmbáye est en effet peuplé des Ngàmbáyes, le fait est assez rare au Tchad pour le signaler.

Au sein de cette identité Ngàmbáye, on retrouve trois sous-groupes qui se déterminent en fonction de leur mode de vie :

– Les Ngàmbáyes de Bèúr occupent le sud-est de la Préfecture de Moundou,

– Les Ngàmbáyes de Dògò (ouest) habitant au nord-ouest de Moundou, qui sont des grands chasseurs et dont les coutumes sont un peu différentes des autres,

– Les Ngàmbáyes du Centre. Cette dernière famille se subdivise en deux petits groupes bien distincts à savoir les Mbàojē[7] (ou pêcheurs) et les Màngējē (ou non-pêcheurs) dont l'activité principale est la culture et accessoirement la pêche et la chasse.

La densité moyenne est comprise entre 20 et 27 habitants au kilomètre carré. Cependant, cette structuration bien que nette en apparence, couvre une forte inégalité dans l'ordre de la répartition.

Ainsi, le « kōró » de Bénoye, au Nord-est de Moundou, n'est fortement peuplé qu'à sa périphérie, tandis que ses hautes terres ne portent qu'environ 10 habitants au kilomètre carré. Considérant ce cas, voici l'explication que nous donne Jean Cabot : « Cela est dû, dit-il, à la difficulté de creuser, par la méthode traditionnelle, des puits de plus de 60 mètres pour atteindre les nappes existantes, mais profondes. Ces puits sont plus aisés à creuser sur la périphérie, mais la surcharge humaine prend, en certains points, un caractère dramatique. Les terres de culture n'ont plus le temps d'être remises en jachères, l'érosion les emporte et met les cuirasses à nu. Dans le détail, la densité moyenne de 35 habitants au kilomètre carré cache une répartition déséquilibrée entre les plaines limoneuses du lit du Logone, peuplées seulement par 20 habitants au kilomètre carré, mais susceptibles d'accueillir un surcroît de population, et les plateaux sablo-latéritiques chargés de 55 habitants au kilomètre carré, au-delà de la limite possible de leur peuplement[8] ».

Disséminés dans la brousse, les villages sont éloignés les uns des autres et semblent être restés repliés sur eux-mêmes. Les populations ne constituent donc pas de vastes entités politiques. Ce sont des populations sans chefs héréditaires, sans autre lien tribal que la langue, mais unies surtout par la coutume et les

---

[7] Les Mbàojē tirent leur nom de leur activité principale qui est la pêche. Les Màngējē sont des cultivateurs et des chasseurs, accessoirement pêcheurs aussi. Rappelons que le « jē » est le suffixe pluriel pour les noms. Il est toujours à la fin du mot.

[8] J. Cabot, *Le bassin du moyen Logone,* Paris, ORSTOM, 1965, p.83.

croyances ancestrales. Cette coutume traditionnelle qui n'est pas écrite est pourtant connue de tous, parce qu'elle est apprise oralement, de père en fils. Elle englobe tout le système social, imprégné des mêmes croyances et remontant aux mêmes origines. C'est elle qui a force de loi. Les vieillards seuls forment les conseils de notables. De même, la famille seule constitue la cellule fondamentale de la société Ngàmbáye, et empêche son émiettement. C'est dire combien la famille est importante chez les Ngàmbáyes. Partout il y a la même conception de la vie et des choses, les mêmes rites, la même philosophie.

Outre cette parenté anthropologique et linguistique J.P Magnan met en valeur un troisième lien de parenté que nous reproduisons ici : « Ce qui caractérise ces populations et leur donne une certaine unité sociologique, c'est qu'elles se livrent à la céréaliculture dans une zone de savanes présentant une certaine homogénéité physique[9] ».

Sans reprendre l'analyse géographique faite ci-dessus, il convient de souligner avec notre auteur la grande individualité et l'unité du pays Ngàmbáye. Traversé par le Logone, le territoire Ngàmbáye est fait de plaines drainées par ce fleuve et ses affluents au cours lent. « Ceux-ci ont déposé leurs alluvions donnant des sols argileux, sableux et argilo-sableux dans des vallées, tandis que les collines sont essentiellement cuirassées. L'ensemble est de faible altitude, avec une moyenne de 350 mètres et des « sommets » qui culminent à 500 ou 600 mètres[10] ».

Les sols se prêtent à une végétation de savane arborée de haute taille : néré [Parkia africana], caïlcedrat [Khaya senegalensis].

Unité de cadre physique, parenté anthropologique et linguistique, économie agricole et techniques culturales identiques font des populations Ngàmbáyes un ensemble qui a, malgré bien des différences notables, une homogénéité certaine.

En résumé on peut dire que les Ngàmbáyes vivent dans une région homogène, offrant de grandes possibilités de culture, de cueillette, de pêche et de chasse. Cette production est essentiellement axée sur la subsistance.

---

[9] J-P. Magnan, *Terre Sara terre tchadienne,* Paris, éd. L'Harmattan, 1986, p.127, note 1.

[10] *Ibid*, p..15.

C'est dans ce milieu de vie que les Ngàmbáyes prélèvent des plantes : les feuilles, les graines, les tiges, les écorces ou des racines, des matières animales, minérales pour traiter leurs différentes maladies.

Conclusion

La description du milieu physique où se sont installés les Ngàmbáyes nous met en mesure de dégager les impératifs naturels dont les effets déterminent en partie le mode de vie de la population.

Le grand rythme annuel de la vie végétale et animale est régi par la succession des deux saisons bien tranchées : saison des pluies (nāi-ndī), et saison sèche (nāi, -kàr). Aucune surprise dans le déroulement des conditions de vie annuelles. Il est un temps pour chaque activité, un temps pour cultiver, un temps pour pêcher, un temps pour débrousser, un temps pour réparer ou construire des cases.

Le régime des eaux conditionne la population. Les épandues délimitent les zones habitables et cultivables, elles apportent les limons, favorisent le retour des poissons, elles font lever les cultures. Cette saison d'hivernage c'est-à-dire la saison des pluies est porteuse d'espoir, c'est la saison où chacun s'affaire à obtenir le maximum de récoltes.

Les sols offrent, grâce aux conditions de l'hydrographie, une série de variétés nuancée par l'exondation permanente, l'inondation temporaire, les fluctuations du niveau de la nappe phréatique.

La végétation bénéficie sous ces latitudes de conditions climatiques suffisantes pour que les jachères se reconstituent en savane arbustive et arborée.

Le milieu apporte donc ses contraintes difficiles pour l'homme aux mains nues de la brousse Ngàmbáye. Tout son effort a été d'adaptation. Il s'est accommodé des différents emplacements topographiques qui s'offraient à l'implantation des villages. Il a choisi des sols, dans un éventail assez ouvert, ceux qui convenaient le mieux à ses techniques élémentaires, il a le plus souvent étendu la gamme de ses cultures en essayant de tirer le meilleur parti des terrains.

Il faut noter, cependant, que le milieu physique où est implanté le peuple Ngàmbáye est semblable à celui des animistes du moyen Logone. Il n'est donc pas propre au peuple Ngàmbáye.

Présentation du peuple ngàmbáye

I. Origine du nom ngàmbáye

Le peuple ngàmbáye forme avec les Baguirmiens, les Boulalas, les Dabas, les Gors, les Gouleys, les Kabas, les Lakas, les Mbays, les Mouroums, les Ngams, les Sara-kabas, les Sara-kengas, et les Sara-majingays une grande famille dont les coutumes et le langage se rattachent à une source commune. Leurs traditions, d'après Monseigneur Dalmais, cité par H. Ndoyom, ainsi que des rapprochements linguistiques avec une langue du Bahr- el- ghazel, *le don*, font penser que les Ngàmbáyes sont d'origine nilotique11.

Les Ngàmbáyes couvrent la totalité de la zone préfectorale du Logone occidental et de la zone sous-préfectorale de Bébidja, la moitié de celle de Mbaibokoum dans le Logone oriental et de la totalité de la zone sous-préfectorale de Gagal, dans le Mayo-Kebbi.

Sur le plan politique, les ngàmbáyes forment une société traditionnellement sans État centralisé, mais liée par la langue, la culture et la céréaliculture. L'organisation politique est dominée par la personne de *njèdōnàng* (chef de terre). Celui-ci tient ses pouvoirs de l'ancêtre fondateur par droit de succession. Il cumule à la fois les fonctions religieuses et politiques. C'est lui qui en temps opportun médiatise le rapport entre le commun des

[11] Mgr Dalmais, cité d'après H. Ndoyom, *Les Mbáy-mà comme incarnation de la sagesse ngàmbáy : mythe ou réalité ?* Thèse de doctorat unique, inédit, Institut catholique, Paris, 1986, p. 6.

hommes et l'esprit du terroir pour la prospérité collective, la santé et la paix. Il faudra attendre les années 1920 pour que ce vaste ensemble humain reçoive un nom collectif : le mot ngàmbáye est d'origine coloniale et la réalisation sociologique et politique que constitue de nos jours l'ethnie ngàmbáye a tout juste cent trois ans. Auparavant, et même encore aujourd'hui, on parlait des « gens de Krim-Krim », des « gens de Mbalkabra », des « gens de Bénoye », et cetera, comme on dit actuellement les « pen » pour les habitants de Bébo-Pen ou les « bédjond » pour les habitants de Bédjondo[12].

Le nom ngàmbáye est une association des mots « *ngà bbà, tà ddí bbà í ndìgì kàm pà béi* » (que veux-tu donc que je dise). C'est cette phrase qui a donné le nom *NGÀ-MBÁYE* à ces populations animistes du Tchad. Ce terme ngàmbáye désigne en même temps le peuple et la langue de ce groupe ethnique qui fait l'objet de cette étude.

Sans doute un paysan excédé par l'interrogation d'un colon français, et surtout n'ayant plus rien à dire, a prononcé ces mots que nous venons de citer.

La colonisation donna au mot ngàmbáye une signification beaucoup plus large, car le critère retenu n'est pas seulement géographique, mais aussi et surtout anthropologique et linguistique.

II. Populations ngàmbáyes

Sans tenir compte des populations récemment émigrées au Nigeria, au Cameroun, en République centrafricaine, selon le recensement de la population fait en 1993, on dénombrait 812.003, subdivisées en trois sous-groupes différents se livrant à des activités variées et possédant des caractéristiques communes. La densité moyenne est comprise entre 20 et 27 habitants au kilomètre carré. Mais hâtons-nous de souligner avec J. Cabot que la répartition de la population sur le terroir ngàmbáye est très inégale.

[12] J-P. Magnan, *Terre Sara terre tchadienne,* déjà cité, p.127, note 1.

Ce sont des populations sans chefs héréditaires, sans autre lien tribal que la *langue,* mais unies surtout par *la coutume et les croyances ancestrales*. Cette coutume traditionnelle qui n'est pas écrite est pourtant connue de tous, parce qu'elle est apprise oralement, de père en fils, de bouche à oreille. Elle englobe tout le système social, imprégné des mêmes croyances et remontant aux mêmes origines. C'est elle qui a force de loi. Les vieillards seuls forment le conseil des notables. De même la famille seule constitue la cellule fondamentale de la société ngàmbáye, et empêche l'émiettement. C'est dire combien la famille est importante chez les Ngàmbáyes. Partout il y a la même conception de la vie et des choses, les mêmes rites, la même philosophie.

L'origine et le sens de déplacement de ces populations restent une énigme et les avis divergent. Néanmoins, comme nous l'avons dit plus haut, leurs traditions ainsi que les rapprochements linguistiques avec une langue de Bahr-el Ghazel, *le don*, fait dire à H. Ndoyom citant Monseigneur Dalmais qu'ils sont d'origine nilotique.

L'organisation socio-culturelle traditionnelle

I. La famille

Chez les Ngàmbáyes, les hommes sont groupés au sein d'un lignage, d'un clan qui comprend donc les ascendants et descendants de la lignée patrilinéaire.

Tous les membres du village sont réunis autour d'un même Màgē (dieu). Celui-ci est souvent représenté par un arbre.

Le groupe de base était donc la famille patriarcale, l'enclos familial groupe les cases de tous les enfants et petits-enfants soumis à l'autorité du chef de famille.

Chaque chef de famille reste maître chez lui et n'a de compte à rendre à personne. L'ensemble des familles garde généralement le nom de l'ancêtre commun pour se désigner.

Chaque clan est propriétaire d'une certaine étendue de terre, des arbres (fruitiers), de puits, de certains cours d'eau qui font partie du village.

Le village est sous l'autorité du chef de village, le fondateur, à qui tous les habitants ou presque sont apparentés. Un étranger ne pourra s'y installer qu'avec son accord. Est considéré comme étranger tout villageois qui n'est pas membre du clan fondateur.

La cohérence sociale qui implique ce système d'organisation à l'intérieur du village est une cohésion globale de toutes les disciplines de telle sorte qu'il n'est pas possible d'en amputer une part sans paralyser la structure de l'ensemble. « Ceci implique, l'organisation d'une certaine coopération entre les voisins et la coordination de certaines actions, en particulier en matière agricole.[13] ». Par exemple, les travaux champêtres se font souvent en groupement et sur invitation (ndèī ndòō). Un propriétaire de champ, par exemple, désirant se faire aider dans ses travaux, égorge un cabri ou tout autre animal domestique et fait préparer de la boisson alcoolisée de mil pour les travailleurs. Ceux-ci travaillent en groupe au rythme de tam-tam et de chants dans la joie et de bonne humeur, la tâche terminée, ils mangent et boivent la boisson en commun avant de se séparer.

D'ailleurs, cet esprit de solidarité, d'entraide mutuelle, de responsabilité, de fraternité et d'hospitalité se trouve du reste énoncé dans de nombreux proverbes. Nous signalons pour mémoire quelques-uns :

Solidarité

Dèū gé dìngàm gé ìrī òrè màr-è

L'homme est comme l'oseille [*Hibicus sabdariffa*], *il s'unit aux autres* : une seule feuille d'oseille ne suffit pas à faire la sauce.

Njè ndòō tēin kárā bá njè-kìánjē bùlà

Celui qui cultive le mil pénicillaire est seul, ceux qui le mangent sont nombreux : le labeur d'un seul profite à tous.

Njè ndòn ôgē màr-è sìn yégē-úrī él

Le chasseur ne refuse pas à son confrère les boyaux du cochon d'Inde.

Responsabilité

Ndòòìyò ìlā kào kārá ndàá ndūbūrū néán gē bá àō né lò-lò

Lorsqu'une outarde a pondu un œuf, elle le roule devant elle pour se promener.

Né lèí ìngà tàr àrí

Ce qui t'appartient te cause des ennuis.

Ójī ngōn yòì ndà óí né

Si tu mets au monde un enfant de malheur tu en mourras.

[13] J-P. Magnan, *Terre Sara terre tchadienne*, déjà cité, p.62.

Fraternité et hospitalité

Dēù tō kúndā bá ùbà màr-é èĺ

L'homme n'est pas un cheval pour piétiner son frère : l'hospitalité est indispensable pour l'homme social.

Mbā ùn nìngà èĺ

L'étranger-visiteur ne prend pas de lui-même sa lance : ce n'est pas à celui qui est accueilli de prendre l'initiative de son départ.

Ngōn mbā gòdō

Il n'y a pas d'étranger enfant : tout étranger a droit à l'hospitalité sans distinction d'âge.

Relation d'amitié

Bàukúrā úndà nòjì

Une grande amitié vaut mieux qu'un frère : un véritable ami peut se révéler de loin plus utile qu'un parent.

Jōó m-wèi sèi

Nous sommes amis pour la vie et pour la mort : fidélité jusqu'à la mort.

Njè sò séí bá òō rùdū jó léí

Celui qui mange avec toi voit le fond de ta marmite : il n'y a pas de secrets pour les intimes.

Malheureusement, toute cette organisation socio-culturelle se trouve ébranler sous le poids de la civilisation européenne et la culture chrétienne.

II. Le mariage

Le mariage chez les Ngàmbáyes repose sur l'accord des deux chefs de famille. Le montant de la dot à verser pour avoir la main de la fille en mariage se paye en nature et/ou en monnaie locale appelée bāl. Mais la dégradation rapide de la société Ngàmbáye fait de plus en plus de la dot un simple monnayage en argent. Autrefois la dot garantissait le mariage ; la jeune fille ne rejoint son mari que lorsqu'une partie de la dot a été versée. Si la dot n'est pas payée dans les délais voulus, la jeune fille peut rejoindre sa famille. La dot est censée récompenser la famille pour l'éducation qu'elle lui a donnée.

La femme est une force de travail indispensable pour l'homme. Elle est également une promesse d'avoir des enfants, des filles qui seront mariées à leur tour ; par ce mariage le père récupérera la dot qu'il a versée pour son propre mariage. Il pourra marier son frère cadet, son fils aîné ou acquérir une nouvelle femme.

La polygamie est donc l'apanage d'hommes déjà âgés ayant pu régler de nouvelles dots grâce au mariage des filles de leur première femme. Autrement dit, ce sont les hommes riches qui capitalisent de nouvelles femmes, cette main-d'œuvre gratuite, comme instrument de production et de reproduction.

Dans le cas de la polygamie toutes les épouses vivent ensemble dans l'enclos familial de leur mari selon une règle bien définie : la première femme à sa case à droite de la porte principale de l'enclos si celui-ci a une seconde entrée, celle de la deuxième femme se trouve à gauche, la troisième épouse et les autres épouses ont leur case au fond[14]. La case du chef de famille est proche de l'entrée principale dans l'enclos familial (réu kògē), légèrement orientée vers le centre. Les cases des adolescents et des jeunes filles célibataires se trouvent entre celle de la deuxième et la troisième épouse.

L'exogamie est proscrite dans le groupe ethnique Ngàmbáye né d'un même lignage pendant sept ou huit générations. En effet, le groupe familial abrite trois, parfois quatre générations. Les familles ayant récemment pris leur autonomie menant à l'éclatement d'un groupe familial ne représentent qu'un degré dans l'éloignement collatéral. Le vieux chef peut se remémorer ainsi deux ou trois générations du groupe depuis sa jeunesse. Les deux ou trois générations qui sont sous son autorité et les descendants des deux ou trois générations avec lesquelles il a été et vécu représentent à ses yeux la « lignée » à l'intérieur de laquelle il ne peut autoriser aucun mariage. Au-delà, il n'existe plus de règles. D'ailleurs la proscription de l'exogamie est énoncée formellement dans ce proverbe :

[14] Dans la langue de nos locuteurs qui est le ngàmbáye la première épouse est appelée *njènnònmāgē*, la deuxième épouse *njèyèlgèl*, la troisème épouse et les autres *njèdúnlò*. Pour plus de détail, voir notre livre : *La femme ngàmbáye (Tchad) dans la société pré-coloniale*, éd. L'Harmattan, Paris, 2006.

Déné tō kám kōyō[15]lél ùnn ìlā dō bē gé lé màré
La femme est semblable à la feuille de lophira lanceolata, le vent la prend et la jette dans un autre village voisin.

Ceci d'autant que dans la société traditionnelle ngàmbáye, le mariage n'est pas une affaire privée entre le garçon et la fille. Il se fait entre deux familles qui vont trouver là un moyen de renforcer le système de parenté qui assure la paix entre le voisinage.

La responsabilité de choisir une fiancée ou de fiancer un enfant incombe à un parent paternel, une grande sœur ou un grand frère déjà marié.

Les demandes en fiançailles ou en mariage se font vers la fin de la journée, dans la plupart des cas, ou les gens ne travaillent pas.

Autrefois, la fille avait la possibilité d'avoir plusieurs prétendants au début des fiançailles. C'est au moment de la dot qu'elle faisait réellement, avec l'aide de ses parents proches, son choix. Cette forme de fiançailles tend à disparaître dans la coutume ngàmbáye, en particulier dans les centres urbains.

Avant le mariage, le fiancé doit fournir à sa future épouse des aliments et autres cadeaux. Car, dit-on au pays ngàmbáye « les bons cadeaux entretiennent l'amitié ou les font naître ». C'est pourquoi la jeune fille n'est pas négligée, surtout si elle manifeste de l'antipathie pour le garçon. Cadeaux qui seront renouvelés le plus souvent possible. Celui qui manquerait de libéralité serait considéré comme quelqu'un de peu acceptable.

Outre les cadeaux, le fiancé doit respecter ses futurs beaux-parents, surtout sa belle-mère.

Pendant les fiançailles, le fiancé ne doit rien refuser à ses beaux-parents, particulièrement quand ils le sollicitent pour quelque service que ce soit. C'est ainsi que le fiancé fournira chaque année un certain nombre de journées de travail dans les

---

[15] « Kōyō » : *lophira lanceolata* est un arbre qui ressemble au ddōi/rōi, « karité », [vittelaria paradoxa]. Sa feuille très légère est emportée par le vent très loin. Comme la feuille de *kōyō* emportée au loin, de même la femme doit se marier dans un autre village autre que le sien loin de sa famille. Ceci pour trois raisons : primo, par mesure de santé, secundo, pour assurer le bon voisinage et tertio, pour de meilleures relations humaines qui assurent la paix entre les hommes.

champs, de réparations ou constructions des cases de ses futurs beaux-parents. Malheur à celui-ci s'il refuse. Il sera éliminé le jour de la présentation de la dot.

La fiancée doit aussi respecter les parents de son futur mari, en particulier son futur beau-père devant lequel elle ne prendra pas ses repas. Elle leur rend régulièrement visite de travail pendant plusieurs jours, plus particulièrement pendant la période de la moisson où elle aide sa future belle-mère au champ.

III. Les relations entre les coépouses

La cohésion sociale que présuppose ce système de vie à l'intérieur de l'enclos familial reste surtout attachée à des règles, des lois morales établies depuis la nuit des temps que la femme du polygame doit observer si elle veut vivre avec les coépouses de son mari.

D'autre part, son éducation lui permet de comprendre que la femme n'est pas simplement responsable de son mari, mais aussi envers les coépouses de celui-ci, envers la société, envers les coutumes établies depuis la nuit des temps pour la vie et le bonheur des hommes.

Ainsi, on lui demande de respecter les coépouses. Pour ce faire, le mari doit savoir considérer toutes ses épouses sur le même pied d'égalité. En agissant ainsi toutes ses épouses peuvent s'entendre les unes avec les autres sans que naissent des conflits graves entre elles.

Autrement dit, les relations entre les coépouses dépendent en grande partie du comportement de leur mari à leur égard.

Le mari doit veiller sur ses propres rapports avec ses épouses afin d'avoir un effet inhibiteur bénéfique sur leurs impulsions naturelles irrésistibles. C'est le gage pour l'épanouissement de son foyer. S'il arrive, malgré tout, qu'un conflit éclate entre les rivales, le mari intervient avec beaucoup de doigté et d'impartialité pour régler le plus souvent le différend qui les oppose. Mais d'une manière générale, elles savent toutes que le bonheur de la famille, son équilibre, son avenir et les rapports entre les enfants dépendent de leur attitude. Aussi, quoiqu'il puisse leur coûter, elles font tout leur possible pour éviter des conflits ouverts.

Ainsi, les relations entre les coépouses sont faites de respect et d'entraide réciproque. Les plus jeunes respectent les plus mûres ; et celles-ci font bénéficier les nouvelles arrivées de leurs expériences. Elles les aident dans les tâches ménagères et dans l'éducation des enfants. En général les femmes préparent chacune à leur tour le repas et partage avec toute la famille. Les femmes mangent ensemble devant la case de la première épouse. Quand elles ne peuvent pas prendre leur repas en commun, elles s'échangent. Cet échange est appelé « *mbíān* [16] ». Il se pratique aussi entre les voisines. Rien ne les oblige à pratiquer cet échange, sinon le savoir-vivre. Elles savent qu'elles sont appelées à vivre ensemble jusqu'à la fin de leur vie, sauf divorce. D'autre part le *mbíān* permet à la femme qui n'a pas pu préparer de ne pas dormir affamée. Notons enfin que c'est chez la femme qui était de cuisine que le mari allait passer la nuit.

IV. Appellations Ngàmbáyes au sein d'une famille

Dans la société Ngàmbáye, les appellations des membres d'une famille sont nombreuses. Elles suivent une règle précise qui permet d'identifier à la fois le degré de filiation et l'ascendance ou la descendance d'un individu. Les appellations varient selon l'âge de la personne et celui des parents et de la filiation directe ou indirecte, paternelle ou maternelle. Ainsi, on n'appellerait pas de la même manière un oncle paternel et un oncle maternel, une tante paternelle et une tante maternelle.

De cette façon, on appellerait :

– Bàū/bò : père géniteur, ses frères et cousins (même éloignés) sont des « pères ».

– Kón : vraie mère, ses sœurs et ses cousines sont des « mères ».

– Bèn : tante paternelle désigne la sœur ou la cousine (même éloignée) du vrai père.

– Nān : oncle est uniquement le frère ou le cousin de la mère.

---

[16] *Mbíān :* échange de nourriture (nésò) entre les voisins. Cette forme d'hospitalité se pratique encore de nos jours.

– Ngókōn : frère.

– Ngónān : sœur.

– Ngó-lè-bàū : cousin

– Ngó-lè-kōn/Mékōn : cousine

– Kà : grand père / grand-mère

– Ngōkà : petit enfant

– Kàdògè : arrière-grand-père.

– Ngōkàdògè : arrière petit enfant.

Cependant, en plus de ces appellations, on ajoute parfois dans les présentations des précisions.

On dirait :

– Bàū gé òjìm : père qui m'a mis au monde, le vrai père

– Bàū gé tògè, bàū gé ndōin : frère aîné du père, frère cadet du père ; soit oncle paternel.

– Kón gé òjìm : mère qui m'a mis au monde, la vraie mère

– Kón gé tògè, kón gé ndōin : sœur aînée de la mère, sœur cadette de la mère, soit tante maternelle.

– Ngōném gé dìngàm : mon fils

– Ngōném gé déné : ma fille.

– Nān dò kón : frère consanguin de ma mère, soit oncle maternel en opposition aux cousins de la mère qui sont aussi des « oncles ».

Les parents appellent les enfants : Ngōném : mon enfant. Les grands-parents appellent les petits enfants : ngōkàm gé déné : ma petite fille ; ngōkàm gé dìngàm : mon petit fils.

Soulignons que ces appellations sont très importantes dans la société Ngàmbáye. Le moindre manquement serait mal compris, irrespectueux et ferait encourir au fautif des sanctions sévères, surtout si le coupable est un enfant. D'autant qu'au pays Ngàmbáye, l'éducation d'un enfant n'est pas seulement du ressort de la famille nucléaire, mais aussi de sa famille collatérale, voire de toute la société.

Il importe de préciser ici que, hormis ses « mères » et ses « sœurs » qu'il ne peut pas épouser, un Ngàmbáye est un mari potentiel pour les femmes de ses « pères », de ses oncles, de ses frères aînés, en cas de décès de l'un ou de l'autre. Précisons que le droit de mariage dont nous parlons ici est uniquement ascendant.

V. Composition du village

Les villages se construisent en général près d'un cours d'eau, dans les bois, sous les arbres. Ils sont divisés en quartier. Au milieu du village se trouve une place publique (lò-bò) pour des réunions, des fêtes agraires ou de fin d'initiation.

L'implantation des villages n'est pas due au hasard ; elle tient compte des incursions des conquérants ou des voisins pillards. Les sites sont en quelque sorte des forts qui protègent les villages contre les ennemis.

Les habitations sont des cases rondes en secco/secko[17] fixées verticalement à des piquets. Elles sont couvertes de pailles fines tressées.

Notons que les habitations, jadis de forme conique et entièrement recouvertes de paille, sont aujourd'hui bâties en briques séchées au soleil ou cuites au four, le toit est remplacé, dans certains cas par des tôles ondulées. Leur forme ronde subit peu à peu des modifications et devient rectangulaire.

Ce passage du mur en secco/secko aux briques et de la forme ronde à celle quadrangulaire de l'habitation ngàmbáye est du directement à l'influence coloniale et aux missions chrétiennes.

Le cimetière se trouve toujours à quelque distance du village. Il est plus ou moins entretenu. On place parfois les jarres ou les cruches (jó) sur le tombeau qu'on honore : jó-gór c'est la cruche d'honneur ; jó-bāngá c'est la cruche de victoire. À la frontière nord et ouest du territoire Ngàmbáye on y ajoute des piquets de bois (kāgē bōrō) de différentes formes - gros, moyens et petits - servant à relater et à commémorer les faits et les actes saillants de

[17] Secco/secko : mot d'origine portugaise qui désigne la palissade fabriquée avec la variété de paille très dure kábērā [*cymbopogan giganteus]* ou kíā *[landilphia* owariensis].

la vie du défunt. Cette coutume de piquets monumentaux a été peut-être empruntée à des ethnies voisines.

Il n'est pas inutile de remarquer que les noms des villages Ngàmbáyes évoquent souvent des éléments naturels précis qui les situent :

Arbre, arbuste ou plantes potagères

– Gajibian : Cornes de chèvre

– Kagroi : Bois de karité

– Kaira'd : Hymenocardi acidia

– Komé : Diospyros mespiliforms

– Kututu : Sous zimenia americana

– Ndu : Vigne sauvage

– Sama : Sous prosopis africana

– Tala : Sous afzelia africana

Eau et pêche

– Donara : Sur la mare appelée Nara

– Ba : Fleuve

– Manso : Eau où l'on pêche avec la nasse

Faune et chasse

– Ndo-kaga : Hameau dans les bois

– Békiri : Village des mange-mils

– Buru : Varan

Terre ou relief

– Doher : Sur le rocher

– Mbala : Rocher

– Nangnda : Terre blanche

– Nangkasa : Terre rouge

Caractère des habitants
– Mainani : Je fuis les commérages
– Mainyongo : Je suis parti sous la colère
– Mianrom : Je me cache
– Miandum : Je dissimule ma voix

Divers
– Bémian : Village de couteaux de jet, parce qu'on y fabriquait autrefois de couteaux de jet
– Bénoye : Village devant toi
– Béro : Village de guerre
– Bései : Village avec toi
– Sar (abréviation de M-ào sár) : Je vais pour longtemps

VI. Les communications

Au pays Ngàmbáye, et autres ethnies d'Afrique, on se sert du tam-tam (dàlè) ou de la flûte (tébè rōngē) pour envoyer les messages d'un village à un autre. On utilise des tambours (gáng) plus ou moins hauts à une face, posés sur le sol, appelés tam-tam parleur, et des rythmes différents selon les messages à transmettre. Chaque message est répété plusieurs fois. Ces tam-tams s'entendent jusqu'à 20 kilomètres à la ronde. Pour annoncer une guerre ou diriger une manifestation, on utilise une flûte (tébé rō) à plusieurs trous.

Croyances et pratiques religieuses[18]

Les Ngàmbáyes, comme tous les peuples du monde sans exception, ont une religion qu'on peut appeler faute de mieux l'animisme dont le culte revêt de multiples formes selon les familles. Malgré l'influence pluriséculaire de l'Islam venue de l'est, de l'ouest et du nord et malgré la récente pénétration du Christianisme, les Ngàmbáyes restent en grande majorité attachés à leurs coutumes et à leurs religions traditionnelles. Certaines de ces coutumes que nous allons exposer ont officiellement disparu, surtout à cause de l'impitoyable combat que les premiers missionnaires protestants ont livré contre elles, mais elles persistent dans les villages les plus reculés, voire dans les villes, d'une manière discrète.

I. Animisme et tendance monothéiste

1. Origine de l'animisme

Le terme animisme désigne dans son sens général la croyance à la présence d'âmes et d'esprits animant tous les êtres de la nature. Dans son sens second, il se réfère à la théorie d'Edward Tylor (1832-1917), selon laquelle la croyance aux esprits représente la première phase de la religion.

D'après cet anthropologue anglais, la religion se définit comme la croyance en des êtres spirituels. Le primitif arriverait à l'idée d'un principe différent de son corps, c'est à dire à l'idée de l'âme, à la suite de deux expériences psychologiques : d'une part les phénomènes du sommeil, de la maladie, de l'extase (transe) et de la mort ; d'autre part l'expérience personnelle des rêves et des visions. Quand ce principe abandonne provisoirement le corps, l'âme vagabonde et a ses propres expériences, les rêves. Lorsque l'âme se sépare du corps, c'est la mort. Et puisqu'on rêve des personnes décédées depuis longtemps, on conclut à la survivance de l'âme après la mort. C'est donc la croyance en la post-existence de l'âme, affirme Taylor, qui a donné lieu au culte des morts.

L'analyse du phénomène de l'animisme présentée par cet auteur a établi avec précision, et avec une documentation vaste et solide, qu'un grand nombre de peuples « primitifs » aussi bien que « civilisés » accordent une importance décisive aux expériences impliquant l'activité de l'esprit ou de l'âme, pendant la vie ou après la mort. Toute une série de phénomènes religieux ne peut s'expliquer que par la croyance à l'autonomie et à la pérennité de l'âme :

– En premier lieu, la croyance que ce principe spirituel est capable d'abandonner le corps, de voyager dans le pays des morts, ou de monter au ciel ; qu'il peut pénétrer et posséder un autre corps ; qu'il se révèle en quelque sorte indépendant du corps et supérieur à lui puisqu'il le précède et lui survit ;

– En deuxième lieu, divers phénomènes religieux, comme la possession, le culte des morts, le culte de la nature, deviennent compréhensibles à la lumière de telles croyances.

Les vues animistes de notre auteur provoquèrent une réaction négative, et du côté philosophique, et du côté religieux. Les reproches qu'on lui fait portent sur les deux points principaux suivants :

a). Sa définition de l'animisme comme première expérience religieuse (en d'autres termes, l'animisme à l'origine de la religion) ;

Sa reconstruction linéaire de l'évolution de la religion, celle-ci débutant avec l'animisme, continuant avec le fétichisme, puis le naturalisme et le polythéisme.

De nombreux auteurs ont rejeté la première affirmation. Andrew Lang, par exemple, a montré que l'idée d'un Être Suprême personnel est attestée chez les populations les plus archaïques où l'animisme ne joue qu'un rôle secondaire. Dans le même ordre d'idées, R.R. Marret dans « *Préanimitic religion in folklore* » (1900) a soutenu que la première forme d'expérience religieuse aurait été provoquée par la rencontre avec une force mystérieuse et impersonnelle que les Malaisiens appellent Mana. J.G Fraser estimait que la magie avait précédé l'apparition de la religion. Émile Durkheim dans « *Les formes élémentaires de la religion* » (Paris, 1912), voyait enfin dans le totémisme australien la source de l'expérience religieuse.

Quant à la deuxième affirmation concernant la reconstruction de l'évolution linéaire de la religion, A.G. Jensen dans « *Mythes et cultes des peuples primitifs* » (Paris, 1954), estime que l'idée de dieu précède l'idée de l'âme. Ailleurs, il affirme « qu'il n'y a aucune preuve que l'homme ait découvert l'âme avant d'avoir la moindre idée de Dieu. La plupart des documents indiquent au contraire que les idées d'âme humaine ne sauraient se concevoir indépendamment d'une idée de Dieu. L'âme est en effet cette entité spirituelle de l'homme qui tire directement son origine de la divinité.[19] »

Mais pour être plus au clair sur l'animisme, chez les Ngàmbáyes, interrogeons à nouveau ceux qui se sont penchés sur le problème et qui, d'une façon ou d'une autre, ont été en contact avec les Africains eux-mêmes.

« L'animisme, dit F. Grebert, est une vue d'ensemble du monde ayant comme base les idées que les "non-civilisés" se font de l'âme. En un mot l'animisme c'est la religion des esprits.[20] »

Pour M. Briault « l'animisme est un ensemble d'êtres que la pensée des Noirs situe entre le ciel et la terre, entre l'homme et Dieu. Elle leur prête une puissance qui surpasse de loin le pouvoir de l'homme. Elle leur confère une immortalité dont ils ne sortent que lors d'apparitions momentanées. Mais elle se refuse de les identifier avec ceux qui paraissent dans l'univers le Créateur et le Maître. Ces êtres ne viennent qu'en second rang quelles que soient leur puissance et la crainte qu'ils inspirent ».[21]

---

[19] *Animisme,* dans Encyclopédie universaliste, Paris, 1970, vol. I, pp. 1090-1091.

[20] F. Grebert, *Au Gabon,* Paris, Société des missions évangéliques, 1928, p.157.

[21] M. Briault, *Polythéisme,* Paris, Librairie Broud et Gay, 1929, p.21.

Selon J.G. Froelich « l'animisme attribue une force vitale ou une âme (d'où son nom) à tous les éléments du monde, il se traduit donc par le culte des esprits et de toutes les "présences" invisibles douées de personnalité, de volonté et de puissance, et aussi par le culte des ancêtres, ce qui suppose la croyance en des âmes indépendantes du corps et libérées par la mort, et cetera. Mais il y a aussi dans l'animisme, comme dans les autres religions traditionnelles une idée métaphysique originale, qui fait voir l'univers comme une multiplicité de vivants, où toute réalité qui produit un effet quelconque, psychologique ou matériel, est conçue comme mue par une présence immanente[22] ».

John Mbiti partage ce point de vue et affirme que « les Africains perçoivent un monde peuplé de façon très dense par des êtres spirituels, des esprits et des morts vivants ; leur compréhension des réalités spirituelles, qu'elle soit absolue ou apparente, est extrêmement vive. Les esprits appartiennent en général au monde d'existence situé entre Dieu et l'homme. On peut grosso modo distinguer deux catégories d'êtres spirituels : ceux qui ont été créés comme tels et ceux qui, autrefois, ont été des êtres humains. Ces derniers peuvent encore être subdivisés en divinités, associées de Dieu, esprits ordinaires et morts-vivants[23] ».

Il ressort de toutes ces considérations que l'animisme est la croyance aux esprits qui animent chaque objet ou être de la nature (arbres, plantes, herbes, pierres, eaux, et cetera.) dont il s'agit de se concilier les faveurs, de détourner de soi la colère ou d'invoquer la malédiction sur ses ennemis et cela, essentiellement par des sacrifices accompagnés de prières. Remarquons toutefois que dans l'opinion Ngàmbáye, il ne peut être question d'animisme que lorsque les esprits adorés sont conçus indépendamment des objets naturels, vivant sans rapport avec eux. Aux yeux de ce peuple, les esprits ordinairement invisibles, vagabondant à travers les espaces, prennent parfois un corps, mais restent toujours libres de le quitter.

---

[22] J.G. Froelich, *Nouveaux dieux en Afrique*, Paris, Prismes – Orante, 1969, pp. 21 – 22.

[23] J. Mbiti, *Religions et philosophie africaine*, traduit de l'anglais par C. Le Fort, éd. CLE, Yaoundé (Cameroun), 1972, p. 85.

Nous rappelons qu'il s'agit avant tout dans cette étude, non pas de définir l'animisme tel qu'il devrait ou pourrait être, mais d'en dégager l'essence et l'idée centrale de manière à le retrouver sous toutes les formes qu'il a pu revêtir dans l'histoire.

Sur ce terrain strictement historique et en tenant compte de ce qui nous a paru vrai ou défectueux dans les définitions antérieures, nous dirons que : l'animisme est la personnification de toutes choses. C'est le don fait aux plantes, aux animaux, à tout ce qui frappe les yeux, d'une puissance de volonté raisonnée, ayant une action sur les hommes.

2. Tendance monothéiste

Malgré ces multiples divinités propres à l'animisme, le Ngàmbáye reste lucide. Il ne perd pas de vue et croit fermement à l'existence d'un Être Suprême, unique, distinct de l'âme des ancêtres. Il l'appelle Sú ce qui signifie Tout Puissant ; celui qui possède l'énergie de soi-même et qui est le générateur, le moteur de toutes les forces. Il connaît toutes les forces, il sait leur ordonnancement, leur dépendance, leur potentiel et leur activité réciproque. Il est le créateur de toutes choses. Aussi, on n'étonne jamais beaucoup le Ngàmbáye quand on lui parle d'un seul Dieu vraiment existant.

De ce qui précède, quelques observateurs en ont conclu un peu trop vite qu'à côté de ses esprits-dieux le Ngàmbáye professait un véritable monothéiste. Il n'en est rien. Son Dieu unique n'est jamais au fond qu'un dieu suprême, comme il y en a un dans tous les polythéismes, c'est-à-dire un dieu-nature, l'astre, l'animal, la plante ou l'être qui dans son idée fait la pluie et le beau temps. Son dieu suprême, quel qu'il soit, tient une place assez médiocre dans ses préoccupations et dans ses dévotions. D'ailleurs, tout en reconnaissant l'existence et le pouvoir du Dieu suprême, le Ngàmbáye incline à penser qu'il est trop grand, trop haut, trop loin pour se soucier de ce qui se passe sur la terre ; d'où il conclut qu'il serait inutile aux hommes de se soucier beaucoup de lui.

C'est la raison pour laquelle il adopte une multitude de dieux, constitués par les composants de la nature, « plus visibles et plus présents dans la vie de tous les jours par les maladies qu'ils envoient et aussi les guérisons qu'ils semblent accorder après un sacrifice satisfaisant[24] ». Chaque famille ou groupe de famille avait son dieu qui pouvait être une pierre, un morceau de bois, un grand arbre, une plante ou un objet quelconque à qui on se doit d'offrir régulièrement des sacrifices.

3. Tendance à tenir pour animer ce qui étonne ou effraie

L'animisme imprègne la vie quotidienne du Ngàmbáye. Tout ce qui existe autour de lui est religieux, c'est-à-dire présente des caractères d'adoration, de vénération. C'est pourquoi dans sa vie pratique, il est entouré d'innombrables petits dieux auxquels il rend un culte par des sacrifices -souvent comestibles- les plus inattendus.

Pour le Ngàmbáye tout est animé, tout a des intentions, des volontés, de la conscience. C'est pourquoi il craint ou vénère les êtres les plus humbles qui sont à sa portée, pour peu qu'ils frappent son imagination ou qu'ils lui paraissent mystérieux à un titre quelconque.

Le jour il est presque sans crainte ; la nuit tout lui paraît bizarre du fait qu'il ne se l'explique pas. Le hurlement du vent, l'arbre qui est secoué l'effraient. Il s'interroge pour savoir quelle est cette puissance qui s'en prend à lui. Ce qui le rendra éminemment fétichiste, c'est à dire adorateur des objets matériels, auxquels il attribue des pouvoirs surnaturels.

4. Quelques pratiques animistes

a. Cultes des morts ou des ancêtres

Nous avons déjà souligné plus haut que l'importance de l'animisme en tant que religion chez les Ngàmbáyes, c'est le culte qu'on rend aux esprits et qui fait de celui-ci une religion traditionnelle. Ce culte est célébré de manière toute particulière aux esprits des morts. Car les vivants fondent en eux leur espoir et leur confiance.

---

[24] René D. Daidanso, *Missions et Églises évangéliques au Tchad*, Mémoire de licence en théologie, Faculté de théologie évangélique de Vaux sur Seine, 1970, p. 19.

La foi des Ngàmbáyes dans la survivance de la personne humaine est entière, comme chez la plupart des Tchadiens. On charge les mourants de messages pour l'autre monde, on leur demande d'aller trouver tel ou tel défunt et de l'engager à prêter assistance à sa famille qui en a besoin. On enterre avec les morts des aliments, des armes, des ustensiles, parce que l'on croit que tout cela pourra leur servir dans leur nouvelle existence. On rehausse aussi les funérailles des riches, des chefs, des guerriers, etc., en immolant des animaux.

Les Ngàmbáyes sont aussi imbus de l'idée que les morts reviennent, mais ils n'ont pas grande envie de les rencontrer. Ils pensent que les morts sont animés du désir d'attirer à eux les vivants. Les maladies sont très souvent attribuées à leur action intéressée. Les morts peuvent aussi se présenter en rêve ; (cette idée est, à vrai dire adoptée par tous les Africains), et en plein jour sous la forme d'un tourbillon de vent, d'une personne âgée, d'un étranger ; ce qui explique en partie l'hospitalité des Ngàmbáyes envers les étrangers inconnus, car disent-ils il se pourrait que ce soit un de leurs morts qui revienne sous une forme déguisée pour les tester.

Ceux qui négligent les soins que réclame la sépulture de leurs proches décédés ou qui n'apportent pas aux époques voulues sur leurs tombes les aliments et les breuvages prescrits par les coutumes s'exposent à devenir les objets de leur vengeance. En témoigne ce récit rapporté par notre informatrice : dans un village, des phacochères avaient détruit pendant la nuit tout le champ d'arachides, on consulta le devin pour connaître la cause. C'était d'après lui une vieille femme décédée il y a quelque temps qui avait causé cette dégradation. Son âme est passée dans le troupeau chargé de ses vengeances d'outre-tombe, parce qu'elle a été négligée par les siens.

Cependant, on croit aussi qu'ils peuvent protéger et conseiller leurs descendants. Ce qui fait dire à L-V. Thomas que « dans le culte qu'on leur rend, on cherche plutôt à les « acheter » en forçant leur générosité et en neutralisant leur animosité par des offrandes : les apaiser quand un malheur a signalé leur mécontentement, les solliciter au moment d'une entreprise incertaine afin de bénéficier de leurs conseils et de leur aide [25] ». Cette assertion n'a pas empêché l'auteur de reconnaître la place primordiale qui revient aux ancêtres dans la vie sociale africaine. « Tout homme, dit-il, se situant dans le groupe par rapport à ses ancêtres réels, historiques ou mythiques, ceux-ci sont bien les garants des structures sociopolitiques. Aussi sont-ils parfois consultés quand des dissensions surgissent au sein du groupe. La vie économique dépend aussi de leur bon vouloir puisqu'ils sont responsables de la fécondité des femmes et de la terre ; en cas de stérilité, de sécheresse, de mauvaises récoltes, on multiplie les requêtes et les actes d'allégeance ; les naissances et bonnes moissons, en revanche, ne vont pas sans offrandes de remerciements[26] ». Donc, les défunts comptent beaucoup, même si le culte qu'on leur voue s'explique en termes d'opportunisme.

Pour terminer, il nous faut remarquer que si les Ngàmbáyes vénèrent leurs morts, il y a cependant des exceptions : les célibataires, les gens stériles ou impuissants n'ont pas droit à tous les honneurs qu'on doit aux morts, même s'ils sont renommés de leur vivant. C'est ainsi qu'avant de les enterrer, on plante des épines dans leurs plantes des pieds pour, dit-on, les empêcher de marcher ; leurs tombes sont aussi entourées de branches de jujubier ou autres arbres épineux.

Toutes ces précautions n'ont qu'un seul but : empêcher le trépassé qui n'a pas procréé de revenir dans le monde des vivants. Car, pense-t-on, l'âme du défunt reviendra dans le ventre d'une femme sous forme conceptuelle d'où naîtra un enfant.

On peut comprendre maintenant que cette préoccupation des esprits trépassés jette le Ngàmbáye dans un animisme intense. Il voit des esprits partout, dans les bois, le vent, les rivières, etc. Il suffit qu'un objet frappe son imagination pour qu'il se figure qu'un esprit l'habite et qu'il lui voue un culte.

b. Culte des arbres

Les arbres, surtout s'ils sont grands et gros, font l'objet de l'adoration des Ngàmbáyes. On leur porte à manger dans leurs fourrés épais pour capter leur bienveillance, et on ne s'étonne pas

---

[25] L– V. Thomas, *La mort africaine,* Paris, Payot, 1982, pp. 242–244.
[26] *Ibid*, p. 245.

de voir les aliments intacts quelques jours après. Un vieux à qui nous avons demandé comment il pouvait offrir à manger à des arbres, répondit sans embarras que « ce n'était pas l'arbre qui mangeait, mais l'esprit invisible qui demeure à l'intérieur, et qu'il ne consommait pas l'aliment que nous voyions, mais qu'il en absorbait l'esprit[27] ». Dans certains villages les délibérations intéressant la famille ou le groupe de famille ont lieu sous les arbres adorés. Ce qui prouve bien qu'il ne s'agit pas d'une simple vénération de respect ou de tradition, mais d'un culte, on fait des sacrifices aux arbres sacrés, soit en déposant devant eux une poule, une chèvre, un mouton vivant, soit en leur offrant des aliments déjà préparés. Mais les esprits ne montrent guère d'empressement à s'approprier l'offrande qui leur est présentée. Si bien que ces pauvres bêtes, soit meurent d'épuisement parce qu'elles n'ont rien à manger, soit sont dévorées par les animaux sauvages.

c. Culte des eaux

Les rivières, les marigots et les cours d'eau sont aussi l'objet de l'adoration des Ngàmbáyes.

Pour eux, tous ces esprits invisibles dont nous venons de parler sont supposés habiter ces eaux. C'est pourquoi, avant d'organiser la pêche, souvent collective, les vieux et quelques hommes mûrs du village organisateur font un sacrifice aux esprits qui sont censés habiter ces eaux. Lorsqu'il s'agit d'une pêche individuelle, l'intéressé consulte un devin qui lui indique le sacrifice qu'il doit faire. Il arrive que la rivière ou le marigot dans lequel on souhaite aller pêcher fasse une réponse négative. Dans ce cas on s'abstient.

On raconte qu'une famille de Djanga qui voulait aller pêcher dans un affluent du Logone l'avait interrogé par l'intermédiaire du devin pour savoir s'il consentait qu'elle lui prenne du poisson. La réponse fut favorable. Mais au cours de la pêche, elle se vit déchiquetée par un hippopotame qui renversa sa pirogue. Les gens du village interprétèrent ce malheureux fait comme une punition pour cette famille parce qu'elle n'avait pas fait le sacrifice escompté, et c'est pour cela que cet affluent mécontent lui faisait subir ce méfait. Bien des faits de ce genre pourraient être cités.

---

[27] Information orale.

Le fait est que le Ngàmbáye ne sait jamais très bien si les esprits auxquels il a à faire sont bien ou mal disposés. C'est pourquoi il est défiant même vis-à-vis des esprits qu'il croit bons, et ne désespère pas de se concilier ceux mêmes qu'il croit méchants. C'est ce dualisme qui fait dire à Daidanso que « l'animisme est une religion de la peur où l'homme, excédé par le nombre infini de dieux ou d'idoles dont il ne connaît pas toujours la volonté, vit sous la hantise constante de s'attirer leur colère par quelques gestes[28] ».

Il faut souligner ici que cette peur des êtres supérieurs n'exclut pas une certaine audace familière dans les procédés mis en œuvre pour détourner leur surveillance, soit qu'on cherche à les apaiser, soit qu'on veuille les effrayer.

Par exemple au moment de se mettre en route pour voyager, on ramassait une pierre ou un tesson de jarre, murmurait une sentence, crachait sur la pierre ou le tesson de jarre, répétait trois fois la même cérémonie et le jetait de toutes ses forces en avant. Ceci, pour conjurer tous les esprits, bons ou mauvais, qui pourraient se trouver sur la route. L'offrande de la salive fait partie, comme celles d'autres éléments du corps humain, des marques de déférence et de soumission.

Cette convergence de ce qu'il convient d'appeler deux animismes, celui qui vient de la nature tenue pour animer dans toutes ses parties, celui qui vient de la croyance en la survivance personnelle des âmes des hommes et en leur intervention arbitraire dans les choses de la vie terrestre, remplit la religion traditionnelle du Ngàmbáye. L'animisme, avec ses immenses quantités d'esprits anonymes, indéterminés, s'oppose à tout ce qui ressemble à une organisation quelconque de croyances. L'objet de la religion reste capricieux, fantasque, se dérobant à toute règle. En revanche, c'est cet animisme prononcé qui donne lieu au phénomène dont les traces sont visibles dans toutes les religions traditionnelles négro-africaines, mais qui ne se présente nulle part avec une intensité aussi marquée que chez les Ngàmbáyes, au point qu'aux yeux de nombreux observateurs, il en constitue toute la religion. Nous voulons parler du fétichisme.

---

[28] René D. Daidanso, Missions et Églises évangéliques du Tchad, déjà cité, p. 20.

II. Fétichisme

Parler du fétichisme, c'est aborder un des sujets les plus controversés. La difficulté vient du fait qu'ethnologues et théologiens ne sont jamais d'accord entre eux quant au sens à donner, aussi bien au mot fétichisme, qu'à celui de fétiche.

Les uns, comme Auguste Comte, considèrent le fétichisme et tout ce qui s'y rattache comme faisant partie de la religion traditionnelle des primitifs. D'autres voient plutôt, le contraire, c'est à dire un moyen simple de se protéger contre les mauvais esprits.

1. Origine du mot fétiche

Il importe ici de bien définir les termes pour éviter des confusions trop fréquentes.

Le mot fétiche vient du portugais feitigo, qui lui-même dérive du latin factitus, d'où l'expression française factice. Le terme latin signifie proprement fait avec la main, non naturel, donc artificiel ; de là son application aux objets magiques ou enchantés. Les Portugais appelèrent fétiches les nombreux objets de vénération des Africains de la Côte de l'Or ou Côte d'Or (actuel Ghana), qui les appelaient gris-gris. Ils définissaient leur fréquence par la religion des primitifs qui n'était pas autre chose que le culte des objets doués de propriétés surnaturelles. Avec autant de logique, les Noirs d'Afrique auraient pu dire que la religion des Européens consistait uniquement dans le culte d'une femme tenant un enfant dans ses bras et d'un collier de petits grains que les blancs portaient toujours avec eux. Voilà qui est dit.

2. Explication du mot fétiche

Le fétichisme n'est en réalité que l'animisme appliqué. Dans toutes les religions, on peut noter le besoin de se rapprocher de la divinité ou, ce qui revient au même, de rapprocher la divinité de soi. Ce besoin a cherché sa satisfaction sous bien des formes, et il l'a trouvé sous la forme du fétiche en Afrique.

Le fétiche est un objet vulgaire, sans aucune valeur en lui-même, mais choisie par l'homme qui lui attribue le pouvoir d'influencer sa destinée. Une pierre, une racine, une écorce d'arbre, une plume, un coquillage, une dent d'un animal, une peau de serpent, et cetera, peuvent être considérés comme un fétiche. Ce n'est pas sans raison qu'« au 16e siècle, on appela fétiche tout ce que l'on vit suspendu autour du cou des Noirs ou aux solives de leur toit[29] ».

Sous la plume de plusieurs auteurs, le mot fétiche se prête à beaucoup de sens : il est compris comme étant à la fois une incarnation de la présence de l'esprit ou de son action, une pratique superstitieuse ou magique ; un motif d'ornement. C'est pourquoi pour les uns, il peut signifier religion et pour les autres une simple marque de coquetterie.

Mais pour le Ngàmbáye le fétichisme n'est pas forcément, comme l'animisme, une religion ; il en est plutôt le complément. Cela revient à dire que chez les Ngàmbáyes, le fétichisme est considéré comme l'organisation de la défense contre les mauvais esprits, au moyen de bons esprits. Pour mieux suivre sa pensée, l'homme Ngàmbáye explique que le fétiche n'est pas une divinité : c'est un gui, une poudre de plantes ou un sachet, confectionnés, soit par un aïeul, soit par un devin. Ce fétiche ainsi préparé est le réceptacle d'une puissance tirée des ancêtres, des choses afin que leur esprit puisse être utilisé. Il assurera la protection du Ngàmbáye et lui garantira le succès dans ses entreprises.

3. Les fétiches de famille

Il faut bien se dire que, dans l'esprit du Ngàmbáye, l'adoption d'un fétiche est moins arbitraire qu'on ne serait tenté de le croire. L'objet, quel qu'il soit, doit avoir frappé son imagination de quelque manière, avoir éveillé en lui un sentiment du mystère, ou bien faire partie d'une série d'objets ou d'accidents intéressant sa destinée. Une fois entré dans sa famille, le fétiche y reste. Il est propriété individuelle, on hérite des fétiches de ses pères, on peut en vendre ou en acheter. Il en est beaucoup, de tous petits, des portatifs, qu'on enfile en forme de collier ou de bracelet. C'est dans ce caractère de propriété de l'individu, de la famille, que l'on

---

[29] M. Briault, *Polythéisme et fétichisme*, déjà cité, p.156.

voit clairement apparaître la différence entre l'objet de la religion naturiste et le fétiche proprement dit. Le premier est indépendant, accessible à tous les autochtones à la seule condition de se conformer à ses exigences en matière de rituel ou de culte. On ne peut s'approprier individuellement l'objet naturel. Il en est tout autrement du fétiche. Une fois adopté par une famille, il est en quelque sorte au service de cette famille-là et n'a rien à faire avec les autres. Cela est si vrai que, tout en sachant bien que les fétiches sont objets de vente et d'achat, on a généralement peur de ceux appartenant à un autre, parce qu'on pense qu'ils veulent plus de bien à cet autre qu'à soi. C'est l'un des côtés où ce culte offre quelque chose de touchant et d'assez élevé. Il semble qu'entourés de respect et des vœux de plusieurs générations, les fétiches finissent par devenir les dépositaires de l'âme collective de la famille. Par exemple, quand une famille doit se séparer, l'aïeul réduit en poudre un de ses fétiches qu'il dissout dans un breuvage et fait boire à tous les membres de cette communauté. C'est comme une espèce de sacrement en vertu duquel la famille dispersée garde l'empreinte indélébile de son unité primitive.

4. Différents fétiches et leur utilisation chez les Ngàmbáyes

Il y a plusieurs sortes de fétiches : les uns sont des objets qui confèrent le don de voyance, qui permettent de poser un diagnostic médical et d'indiquer les remèdes ; d'autres sont des protecteurs, des fortifiants qui doivent neutraliser les sorciers ennemis, éloigner les envoûteurs et accorder puissance et richesse à leurs détenteurs. Enfin, il en existe qui peuvent protéger une collectivité villageoise contre les calamités, les sorciers. Leur culte public ressemble absolument à celui du privé. Avant de commencer les semailles, de faire des achats, de partir pour la chasse, pour la pêche, pour la guerre ou simplement en voyage, on les consulte, on les adore avec un soin particulier. On leur offre des aliments, brûle devant eux des parfums, leur immole des animaux, et cetera.

Les fétiches offrent aussi le moyen de prévoir l'avenir. Les méthodes pour les consulter sont nombreuses et variées. Le plus souvent on les interroge en jetant devant eux des cailloux ou des bâtonnets. Selon les figures dessinées par ces objets répandus à terre, et que l'on croit déterminées par la volonté du fétiche, on augure ce qui doit arriver.

5. Transition du fétichisme à l'idolâtrie

Ce qui est fort intéressant à remarquer, c'est qu'on peut suivre à la trace au pays Ngàmbáye la transition du fétichisme à l'idolâtrie. Celle-ci, qui s'oppose à la représentation exacte de l'objet de l'adoration, est relativement rare en ce pays, mais on la voit émerger à partir du fétiche. Pour l'observateur non initié, la ligne de démarcation entre le fétichisme et l'idolâtrie n'existe presque pas. Le nom pour les deux est le même : Màgē. Ce qui complique encore leur différenciation.

Mais pour le Ngàmbáye, le fétichisme n'est pas l'idolâtrie. Celle-ci est la représentante des ancêtres tandis que les fétiches sont les intermédiaires entre le monde des vivants et le monde des esprits. Cette distinction étant faite, il faut quand même noter que le fétichisme et l'idolâtrie ont droit aux mêmes honneurs, et la prudence conseille de n'en irriter aucun. Il arrive aussi que ce soit le même objet que l'on vénère. Sur le territoire Ngàmbáye, l'idole commence seulement à sortir du fétiche. Ainsi un tronc d'arbre non équarri planté dans la cour est une idole devant laquelle on offre le sacrifice; voilà un type fréquent de fétiche chez les Ngàmbáyes.

En résumé, le fétiche est un esprit enveloppé d'une forme matérielle. Ce n'est pas une force inconsciente comme celle de l'amulette ou du talisman; ou, si l'on veut, c'est une amulette animée. C'est pour cela qu'on l'adore, l'esprit n'adorant que l'esprit, tandis qu'on ne rend pas hommage à une amulette. Mais le fétichisme a pour antécédent l'animisme, qui lui-même a été précédé par le culte des objets naturels et celui des morts.

Mais l'animisme des Ngàmbáyes a chez eux, comme partout où il règne, une autre conséquence, encore que le fétichisme soit un commencement d'idolâtrie, il a engendré la sorcellerie qu'il importe maintenant d'analyser.

III. Sorcellerie

Selon le dictionnaire Larousse, édition 1966, la sorcellerie est une pratique magique qui exerce une action néfaste.

D'après Le Petit Robert, édition 1993, la sorcellerie désigne une chose, pratique efficace et incompréhensible.

De ces définitions, on appellera « sorciers » ces êtres malfaisants qui rôdent la nuit, prêts à jeter des sorts ou maléfices. Ainsi, Grandidier écrit que ces « sorciers ou maléfices sont puissants pour faire par suite d'un pacte avec les esprits méchants pour qu'ils commettent toutes sortes de méfaits[30] ». Mais on appellera tout aussi « sorciers » ces guérisseurs ou tradi-thérapeutes qui sont bienfaisants et transmettent les secours de la divinité. C'est ainsi que Mondain écrit que « ces sorciers étaient d'une grande importance dans l'organisation religieuse ; qu'ils étaient au fond la seule autorité religieuse vaguement reconnue[31] » ; qu'aussitôt malade, chacun se hâtait d'envoyer ses parents chez le sorcier le plus proche ou le plus renommé, demandant ce qu'il y avait à faire.

Pour éviter cette erreur, bornons-nous présentement à montrer comment les Ngàmbáyes faisaient ou font une distinction radicale entre le vrai sorcier, celui qui est nuisible à la société, et le guérisseur de l'âme et du corps, qui était le recours et le bienfaiteur de la société ; et qu'ainsi on se garde d'identifier ce qui dans l'esprit de cette population Ngàmbáye, était le bien et le mal, le jour et la nuit.

Distinction entre le sorcier et le devin-guérisseur

Cette distinction se manifeste d'abord dans le nom même que les Ngàmbáyes attribuent à ces diverses catégories d'individus. Le sorcier malfaisant, c'est, pour le Ngàmbáye, le Njèmāĺ/Njèyò, c'est-à-dire celui qui tue, qui fait du mal. Ainsi le vice fondamental du métier est inscrit dans le terme qui sert à le désigner.

---

30 Grandidier, cité d'après H. Nicol, *La sorcellerie dans les pays de mission,* (ouvrage collectif), Paris, Desclée de Brouwer et compagnie, p. 35.
31 *Ibid*, p. 35.

Les autres prétendus sorciers sont au contraire des personnages vénérés et consultés, dont le rôle social, mi-religieux était réputé indispensable. Ils avaient des noms différents, suivant les spécialités qu'ils exerçaient. Le Njèndòn-èr, c'était le devin qui maniait des cailloux dans une calebasse ou un vase en terre et reconnaissait la cause de la maladie ou d'un décès suspect. Le Njè-ndújā-rō-tō, c'était celui qui enlève la maladie.

Parfois, surtout dans les petites localités, le même personnage cumulait ces diverses fonctions ; on imagine dès lors l'autorité dont il était revêtu, on l'appelait Njèkájì, c'est à dire « sauveur ». Quoi qu'il en soit du nom, cet homme était l'oracle universel, et son emploi était reconnu d'utilité publique ; tellement que les gens le nommaient Mbáye gé màjì[32], c'est à dire homme de bien, pour son rôle de guérisseur, et Mbáye-dèū : celui qui a la connaissance des choses, qui éclaire, qui renseigne, par son ministère de révélateur divin. Double aspect d'une même fonction, qui justifie l'expression que nous avons adoptée pour le désigner : devin-guérisseur.

Ce fossé qui sépare sorciers et devins-guérisseurs apparaît encore plus profond quand on jette le regard sur leurs occupations respectives. Le vrai sorcier, le Njè-yò ne se met en campagne que la nuit ; il opère seul et en secret, le corps enduit d'huile pour pouvoir glisser facilement entre les mains, car il sait qu'il sera appréhendé s'il est surpris ; il rôde autour des maisons, sème çà et là ses maléfices et sortilèges, fait des incantations et imprécations, escamote les esprits des personnes à qui il en veut et cause ainsi leur mort prochaine.

Le devin-guérisseur, lui, s'adonne à un métier tout autre. En tant que devin, il manifeste aux hommes les causes des événements passés, présents ou à venir, de leurs maladies, de leurs chagrins ; il leur donne des moyens d'obtenir ce qu'ils désirent, fournit des réponses aux demandes qui lui sont adressées, dit ce qu'il faut faire ou éviter, indique les exorcismes ou offrandes

---

[32] Le terme Mbáye désigne un homme revêtu de dignité, traduit par seigneur, chef, maître, il symbolise la sagesse et la responsabilité. Ce nom est utilisé comme préfixe ou suffixe pour former d'autres noms. Pour plus de détail on pourrait se reporter à notre livre : *Proverbes et dictons ngàmbáye,* éd. L'Harmattan, Paris, 2005, pp.176-181.

appropriés au cas du consultant, ordonne parfois une retraite plus ou moins absolue, accompagnée de certaines abstentions.

Pour déterminer les faits auxquels va aboutir une situation, le devin peut utiliser des bâtonnets, des grains de courgette, de la paille, de l'eau ou des cailloux dans une calebasse ou un vase de terre cuite.

Le sorcier nocturne et le devin ont des fins totalement divergentes. Le sorcier vise à nuire. Prenons un cas concret, celui où, selon la croyance Ngàmbáye, il escamote l'esprit de son ennemi pour hâter la mort de celui-ci. Que fait-il ? Il met le pied sur l'ombre ou plutôt sur la pénombre de la victime, pénombre qui est censée être le reflet de l'esprit de la personne. C'est ainsi qu'il emporte l'esprit, captif sous la plante de son pied. Ou bien il peut aussi, dans ce même but, "pincer les pas", c'est-à-dire prendre de la terre sur laquelle a marché celui qu'il veut ensorceler ; il compose cette pincée avec des charmes, et malheurs à la pauvre victime. Alors commence pour celle-ci une maladie étrange. Sur le moment celui à qui on a enlevé l'esprit ne s'aperçoit pas de ce vol. Mais il maigrit, perd de ses forces et de son poids, a de la peine à se mouvoir, se trouve le matin au réveil dans l'état de quelqu'un qu'on a roué de coups. Cet état peut se prolonger pendant quelque temps ; après quoi si l'esprit n'a pas réintégré son corps, c'est la mort.

Dans ces conditions, qui fera rentrer l'esprit escamoté ? Qui pourra neutraliser les méfaits du sorcier malfaisant ? Ce sera précisément le devin-guérisseur, celui qu'on range sous la rubrique sorcier et qui apparaît ici comme l'adversaire le plus efficace du sorcier.

Le devin cherche à découvrir la piste de l'esprit fugitif. Il fait humer un breuvage dénonciateur à la victime qui dit le nom du sorcier qui a emprisonné son esprit et l'endroit où celui-ci est caché. Suivi de ses parents et amis, le malade s'en va au lieu indiqué retrouver son esprit. Nanti de son essence vitale, le corps de la victime renaît à la vie.

Quelle autorité ne possède pas dès lors ce personnage puissant qui vous a sauvé de la mort en vous permettant de ramener au bercail cette brebis égarée qui s'appelle votre esprit ! Aussi les devins-guérisseurs étaient-ils très considérés ; c'est dire l'estime dans laquelle on les tenait. On les consultait pour la plupart des actes de la vie ordinaire. Quelqu'un part-il en voyage, va-t-il à la guerre, entreprend-il une affaire commerciale, va-t-il visiter des amis au loin ? C'est au devin qu'on a recours pour savoir si quelque malheur ne le guette pas sur la route. S'agit-il d'un procès à gagner, d'une maison à construire, d'un cadeau qu'on vient de recevoir ? C'est le devin qui dira l'issue du procès, l'emplacement et les matériaux de l'édifice, la qualité du cadeau et les intentions occultes du donateur.

Que voyons-nous, en revanche, à l'endroit des vrais sorciers ? Ils sont l'objet de l'épouvante et de l'exécration universelle. Ce sont des gens de ténèbres, dit-on ; quand on entend, la nuit, un chat ou une chatte miauler près de la maison, c'est un sorcier ; quand on voit un chat noir se promener seul, c'est un sorcier ; quand on aperçoit un hibou perché sur le toit de la maison, c'est un sorcier ; tout le monde ou presque cherche à le tuer.

Pour les sorciers nocturnes, on n'avait pas assez de sarcasmes et de malédictions. Ce sont les parias de la société. Leur salaire, c'est la mort.

Tout péché est rémissible, sauf celui de sorcellerie. À ce sujet, écoutons Abinal : « le sorcier naît pour la perpétration du crime. Il naît bandit, scélérat, empoisonneur, tueur, ennemi du genre humain, sans conscience, sans remords. Le mal est son élément, puisqu'il naît sorcier. Il a le triste apanage d'avoir à ses ordres toutes les forces secrètes et nuisibles, toutes les vertus de la création pervertie et toutes les aspirations subversives de l'esprit rebelle. La maladie, la suffocation, les fléaux, le ravage, le malheur, la mort, forment son cortège inséparable, et fondent à son gré sur le pays et sur les individus qu'il désigne[33] ». C'est la raison pour laquelle, dit John Mbiti, « les gens font appel aux guérisseurs et aux devins pour leur fournir des objets destinés à les protéger. Selon le principe ou la logique ainsi exprimés, le bon usage de ce pouvoir combattra son utilisation à des fins malfaisantes, et ainsi gardera celui qui l'a utilisé en relative sécurité aussi longtemps que son remède sera plus puissant que celui de son ennemi. Les charmes, les amulettes, les remèdes absorbés, les incisions, les nœuds, les frictions et les nombreuses autres précautions visibles

[33] Arnal, cité d'après H. Nicol, *La sorcellerie dans les pays de mission,* déjà cité, pp. 42-43.

sont utilisés dans toutes les communautés dans des intentions tout à fait religieuses pour gagner de la sécurité, de la protection et de la confiance[34] ». Car « tout événement, maladie, accident, et cetera, prend inexorablement à leurs yeux un caractère métaphysique, ou pour mieux dire, magico-religieux. Qu'un cultivateur tombe d'un arbre en faisant sa cueillette, qu'un chasseur soit blessé par un lion ou piétiné par un éléphant, qu'un pêcheur entraîné par un tourbillon fatal, et ces hommes ne seront pas le jouet d'un hasard défavorable comme nous serons tentés de croire, mais des victimes des forces occultes malignes dont il convient de découvrir l'auteur afin d'en anéantir les méchants[35] ».

À l'exception peut-être des centenaires, tout le monde est censé mourir chez les Ngàmbáyes victime de l'art diabolique du sorcier. C'est-à-dire que « la mort elle-même ne paraît jamais naturelle à ce peuple. Elle est toujours le fait des puissances maléfiques qu'il convient de découvrir au plus tôt pour les mettre hors d'état de nuire, ou de se concilier par des offrandes généreuses et une soumission absolue[36] ».

Ce tableau, vivement brossé, qui a peut-être le tort d'être sarcastique, montre du moins tous les crimes qu'on attribuait au sorcier, au vrai, et la crainte qu'il inspirait et inspire encore.

Un tel malfaiteur public, chargé de tant de forfaits vrais ou imaginaires, devrait subir une punition exemplaire. Et c'est le dernier trait qui achèvera de le distinguer du devin-guérisseur. Aux yeux des Ngàmbáyes, le crime de sorcellerie était le plus grand de tous. On commençait par s'assurer de la culpabilité de l'accusé, et cela au moyen de l'ordalie. L'inculpé devait absorber des breuvages toxiques. Si ceux-ci ne produisaient pas l'effet escompté, il était acquitté. Au cas contraire, il était mis à mort sur-le-champ. Il n'y a pas d'accusation plus grave que l'on puisse lancer contre quelqu'un. Il convient donc de distinguer ce vil personnage qu'est le sorcier des devins et des guérisseurs.

---

[34] J. Mbiti, *Religions et philosophie africaine,* traduit de l'anglais par C. Le Fort, déjà cité, p. 280.

[35] M. Messan, cité d'après G. Moussanang, *L'initiation et ses implications sociales dans la vie des Mbaye-Doba,* Mémoire de maîtrise, Université de Tours, 1979, p. 36.

[36] *Ibid*, p. 36.

On ne peut que regretter qu'un homme comme Veary, qui a vécu près de cinquante ans chez les Ngàmbáyes, ait appliqué le même mot de sorcier à des catégories qui ne peuvent se ranger sous un même terme.

Le terme sorcier, en effet, comporte toujours un sens défavorable et l'appliquer aux personnages qui étaient le plus en faveur chez ce peuple ngàmbáye, c'est le juger, non pas d'après sa mentalité, mais d'après celle de l'Occident moderne. On ne va pas consulter le sorcier, celui-ci étant essentiellement l'être malfaisant, le jeteur de sorts, aller le consulter ce serait se jeter au feu. C'est au devin que l'on demande avis et conseils en cas de maladie ou autres.

Les sorciers peuvent prendre la forme d'un animal

Une des prérogatives des sorciers, qui inspire le plus de crainte aux Ngàmbáyes, c'est le pouvoir qu'on leur attribue de se transformer à volonté, surtout la nuit, en animal redoutable : hyène, lion, panthère, éléphant. C'est du reste une des croyances les plus généralement répandues dans le pays animiste. En effet l'animisme a partout ce trait commun de ne plus reconnaître de solidarité, de lien nécessaire, entre un esprit et sa forme visible. L'esprit s'incorpore où et comme il veut. Il y a des localités dont les habitants sont tous soupçonnés de se transformer en bêtes féroces.

Selon la croyance Ngàmbáye, le sorcier aime à se métamorphoser en chien noir ou en hibou. C'est surtout en hibou qu'il se tient sur une branche d'arbre à proximité des maisons, guette sa proie pour exercer ses sortilèges maléfiques sur elle. D'aucuns avaient poussé la superstition assez loin pour dire que le feu brillait à la bouche du sorcier si on le rencontrait la nuit. Ce qui lui a valu le sobriquet : Njè-ndōin, c'est à dire le brillant.

Amulettes ou « gàjì »

L'amulette est un objet magique et impersonnel qui écarte les influences malfaisantes. Un osselet, un anneau, une dent, etc., entrent dans le genre des amulettes. Ces objets sont censés être porteurs d'une vertu qui leur a été communiquée par un ou plusieurs esprits et naturellement par le féticheur. Il s'en fait tout un commerce.

Nous avons expliqué plus haut que le Ngàmbáye ne confond pas le fétichisme avec la sorcellerie, eh bien ici aussi il en fait autant. Il ne confond pas l'amulette et le fétiche : il porte et garde avec soin la première, il n'adresse un culte qu'au second, parce que seul il est conscient, d'être non pas seulement doté d'un esprit, mais de plus être un esprit lui-même. Rien ne montre mieux comment le sentiment religieux ne s'éveille que devant un objet qui soit conscient, personnel, comme l'esprit humain.

Ordalies ou « nàjī » et breuvages dénonciateurs

L'ordalie appelée aussi jugement de Dieu est une preuve judiciaire dont l'issue, réputée dépendre de Dieu ou d'une puissance surnaturelle, établit la culpabilité ou l'innocence d'un accusé, n'a pas complètement disparu chez les Ngàmbáyes. On recourt à l'ordalie quand il s'agit de découvrir un sorcier qui a envoûté quelqu'un ou de se prononcer sur la validité des accusations. Un homme soupçonné de crime ou dont on a des raisons de douter de sa conduite, une femme accusée d'infidélité, un voleur présumé, etc., peuvent être soumis à cette épreuve. Car, selon la croyance Ngàmbáye, il y a un esprit de vérité bien réel qui punit ou protège selon l'innocence ou la culpabilité de la personne. Les différentes manières de procéder à l'épreuve tiennent toutes, malgré leur variété, à cette habitude de considérer l'action des diverses substances comme provenant de l'esprit qui les anime, de son discernement, de sa volonté, et non de leur composition physico-chimique. Nous allons citer quelques exemples. L'ordalie par le poison est un des modes les plus usités. Si quelqu'un est soupçonné d'avoir jeté un mauvais sort à un autre, ou de l'avoir tué, il lui faut boire le breuvage de l'épreuve. Ce breuvage est vénéneux. Si l'estomac le rejette, comme il arrive assez souvent, c'est que l'esprit qu'il introduit avec lui dans le corps de l'accusé n'a rien à combattre, aucun mauvais esprit à expulser, et par conséquent l'innocence de l'accusé est démontrée. Parfois cependant on juge cette première épreuve insuffisante, on la renouvelle. La seconde dose est presque toujours mortelle.

C'est en public, devant le village assemblé, que l'épreuve a lieu. L'accusé doit faire d'abord une confession générale de sa vie passée, et il n'est pas rare que la frayeur qu'il éprouve l'amène à avouer le crime qu'on lui impute.

Il arrive qu'on préfère l'ordalie par l'huile ou l'eau bouillante. L'accusé doit y plonger la main, s'il est innocent, il la retirera sans douleur et sans brûlure. C'est en particulier aux femmes accusées d'infidélité et aux voleurs que cette épreuve est imposée. Si l'accusé en sort innocent, il exige réparation du dommage subi.

Un autre moyen d'épreuve qu'on utilise aussi assez fréquemment, surtout chez les adolescents, c'est la glu. On fait malaxer l'écorce du grewia venusta ou gém à l'accusé ; celui-ci verse l'extrait gluant dans un récipient chauffé à blanc ; si alors la glu déborde du récipient, c'est que l'accusé est coupable et, si c'est le contraire qui se produit, il est justifié.

Enfin, pour prouver son innocence, on disait des imprécations contre soi-même en invoquant la foudre, une bête sauvage, et puis on comptait sur un jugement surhumain, surnaturel, et plus pénétrant que la justice humaine.

Tout en s'apitoyant sur de telles pratiques, il importe à l'histoire en général et à l'histoire contemporaine des civilisations en particulier de noter qu'elles se fondent sur un certain sentiment de l'ordre moral, et les formes que ce sentiment sacré revêt ne doivent pas nous aveugler sur sa vérité. Nous pouvons peut-être nous attendrir, mais ne jamais nous indigner. Il résulte en définitive de tout cela que le Ngàmbáye croit à la supériorité des esprits de justice et de vérité sur les esprits d'erreur et de méchanceté. En effet, toutes ces ordalies ont pour principe l'idée que les esprits dont on invoque l'intervention voudront dénoncer ceux dont on redoute l'influence pernicieuse, les forceront à déguerpir et les réduiront à l'impuissance. C'est là l'un des côtés élevés de l'animisme Ngàmbáye. Certes tout n'y est pas parfait, mais ne déprécions rien de ce qui indique dans l'homme la foi dans un idéal.

La médecine africaine en pays ngàmbáye

I. Analyse de la médecine africaine

Depuis l'antiquité gréco-romaine, l'art de soigner l'homme a de tout temps été pratiqué par la société humaine pour guérir ou éradiquer la maladie. Ainsi chaque peuple met en place une structure adéquate pour venir en aide de sa population. C'est ainsi que l'Afrique a eu à développer des pratiques médicinales originelles basées sur des produits d'origine végétale, minérale, animale et de pratiques magico-religieuses.

Avant la colonisation et les missions chrétiennes, cette médecine originelle qui se base sur une vision de l'homme total, de la santé, de la maladie et de la guérison propre à la culture africaine était une institution légitime. Aujourd'hui, cette médecine africaine se trouve dévalorisée, marginaliser, taxer de « fétichisme africain » par la « mission dite civilisatrice » et « évangélisatrice ». Frappée d'interdit elle se trouve arrêtée. Au fil de temps, cette médecine a connu différentes appellations. En effet, des expressions comme médecine primitive, médecine orale, médecine populaire, médecine africaine, médecine à tradition africaine, médecine traditionnelle, médecine traditionnelle africaine sont utilisées pour parler de la médecine africaine. Certains vont même parler de médecine alternative ou médecine parallèle. D'autres encore parlent de médecine archaïque ou primitive. Ces dernières expressions ne donnent pas une vision satisfaisante de cette médecine africaine pratiquée par le peuple africain pour se soigner ou prévenir la maladie. Elles ne la définissent même pas. Le reste des termes désignent, au fond cette même réalité qui a pour but, de préserver la santé ou de la restituer en cas de nécessité[37].

De nos jours, force est de constater que la médecine africaine qui était jusqu'à une époque récente le seul recours en matière de soin de santé pour les Ngàmbáyes se trouve écartée, en apparence, du système de soin de santé.

Comment est apparue cette marginalisation de la médecine originelle africaine ?

Elle commence avec l'apparition de la médecine européenne en Afrique noire.

À partir de ce moment, c'est la coexistence entre la médecine traditionnelle africaine et la médecine européenne. Ici, commence la descente aux enfers de la médecine africaine qui était alors la seule formation médicale pour les Africains.

Pour mieux comprendre cette exclusion, suivons les étapes du développement de la médecine africaine dans le cadre plus général de l'Afrique noire.

Selon les historiens, ce changement est formé de trois étapes successives :

– Première étape : de l'antiquité à 1940

C'est la période glorieuse de la médecine africaine qui commence depuis sa formation jusqu'à la période coloniale.

Cette période se subdivise en deux sous étapes :

a. Des origines à 1885

Au cours de cette période, les populations négro-africaines n'avaient pas d'obligation alternative de médecine. La médecine traditionnelle africaine représentait la seule et unique recours pour se soigner. Cependant avec la colonisation de l'Afrique par l'Europe, la médecine européenne fait aussi son entrée. Commence alors le début de l'existence simultanée de la

---

[37]Abé N. Ndoumy, *La médecine africaine et la médecine officielle en Côte d'Ivoire : une approche stratégique de collaboration*, Thèse de doctorat de 3e cycle, 1991-1992, PDF, p.127, disponible sur le site : https://docslib.org/doc/11103639.

médecine traditionnelle et de la médecine européenne. Les deux modes de médecine opéraient chacun de son côté sans empiéter sur l'autre.

Cette coexistence qu'on peut qualifier de mi-figue, mi-raisin va durer jusqu'en 1940.

b. De la coexistence entre la médecine africaine et la médecine européenne : 1885 à 1940

Cette période se manifeste par un face à face avec une ligne de démarcation entre la médecine africaine et la médecine moderne. Les deux médecines évoluent parallèlement. Cependant la médecine européenne gagne difficilement du terrain. C'est alors que vers les années 1940, l'Europe vole au secours de la médecine européenne avec sa mission civilisatrice et évangélisatrice et donne un coup d'arrêt à la médecine traditionnelle sur son propre cadre naturel. Elle est déclarée hors-la-loi. Un interdit général est jeté sur elle par les missionnaires chrétiens occidentaux. Ces derniers baptisent la médecine africaine de « fétichisme africain ». Le même interdit frappe autant toutes les formes de la manifestation de la médecine africaine, les rites initiatiques que les pratiques magico-religieuses.

Le processus de bannissement est enclenché. Rien ne sera plus comme avant. C'est dans la semi- clandestinité que la médecine originelle à tradition africaine va agir.

– Deuxième période : la médecine africaine plongée dans l'illégalité de 1940-1970

C'est la période la plus sombre de la médecine africaine. Le rapport de force est engagé entre les deux médecines et la balance penche du côté de la médecine européenne. Les missionnaires s'imposent. Comme dit ce proverbe français « les pots de fer brisent les pots de terre ». « La médecine européenne est imposée de force par les missionnaires européens. La pratique de la médecine africaine se trouve par conséquent interdite et réprimée[38]. » L'interdit sur le « fétichisme africain » se renforce.

[38] Abe N. Ndoumy : *La médecine africaine et la médecine officielle en Côte d'Ivoire : une approche stratégique de collaboration,* déjà cité, p. 138.

La médecine européenne règne sans partage. Aucune contestation n'est possible, parce qu'elle est perçue comme un défi à l'administration et aux missionnaires lesquels imposent et bafouent les droits de la médecine africaine de la manière la plus abjecte.

Devant cette tournure des choses, les seuls moyens d'existence pour la médecine africaine sont la méfiance et la semi-clandestinité.

C'est ainsi que cette médecine africaine authentique devient illégitime et illégale dans son milieu de vie pendant toute la période coloniale.

Cette situation d'illégitimité et d'illégalité totale va durer jusqu'à l'indépendance politique des pays africains.

– Troisième période : médecine africaine mitigée après l'indépendance politique de 1970-1990

Bien que la médecine européenne soit imposée de force aux autochtones noirs d'Afrique, le problème de la santé n'est pas résolu pour autant. Au contraire, celui-ci se trouve « davantage aggravé dans le cours de la construction nationale[39] ».

C'est alors que des voix s'élèvent pour la réhabilitation de la médecine africaine originelle. Parmi celles-ci nous citons le Docteur Brahim Boy Otchom qui écrit : « La médecine traditionnelle doit être perçue avant tout, comme un avantage culturel et un ensemble de réponses originales de nos ancêtres à la maladie. Jusqu'à une date récente, elle a représenté le seul recours en matière de soin de santé.

Elle est une marque authentique de notre civilisation et un élément important de notre identité culturelle. En tant que telle, elle mérite d'être réhabilitée et protégée des tendances qui la relèguent au rang d'une médecine hérétique[40]. »

Les organismes internationaux comme l'Organisation Mondiale de la Santé (OMS) ou l'Organisation de l'Union Africaine (OUA) ou encore l'Agence de Coopération Culturelle et

---

[39] *Ibid*, p. 134

[40] Docteur Brahim Boy Otchom, *Organisation de la médecine au Tchad.* En ligne sur le site :https://doczz.fr/doc/5803709/organisation-de-la-médecine-tradtionnnelle-au-Tchad, p. 107.

Technique (ACCT) ont initié chacun de programme pour la réhabilitation de la médecine africaine qui a reçu un accueil ambigu des autorités nationales. Ainsi certaines n'ont pas jugé utile de lever l'interdit sur le « fétichisme africain » qui frappe cette médecine originelle. En conséquence elle reste retranchée dans l'illégalité et dans la semi-clandestinité.

D'autres ont estimé nécessaire du réhabilité. Pour ce faire, elles ont fait disparaître le principe du « fétichisme africain ». C'est ainsi que ces dernières années, certains pays ont renforcé leurs programmes de formation pour développer le savoir des guérisseurs. En plus de cela, dans certains pays, la médecine africaine est comprise dans le cursus universitaire des étudiants en médecine. Parallèlement, plusieurs universités de la Communauté Économique des États de l'Afrique de l'Ouest (CEDEAO), de l'Afrique du Sud, de Tanzanie et de la République démocratique du Congo (ex-Zaïre) associent la médecine africaine aux programmes destinés aux étudiants en médecine et en pharmacie. D'autres gouvernants font de la valorisation de la médecine traditionnelle une priorité en autorisant une collaboration entre la médecine traditionnelle et la médecine occidentale. Aujourd'hui, cette médecine ancestrale ne cesse de susciter la curiosité scientifique et l'intérêt des autorités étatiques[41]. En 1993, le Tchad, a aussi créé la Cellule d'Étude et de Recherche en Pharmacopée et Médecine traditionnelle par un arrêté ministériel n° 160/MENCJS/DG/DRST/93.

En un mot, la réhabilitation et la protection de la médecine africaine par la formation, la recherche et l'encadrement des tradi-thérapeutes sont en marche.

Cependant, nous crayons que la réhabilitation de la médecine traditionnelle par l'enseignement et la recherche ne concerne seulement les plantes, même si celles-ci constituent sa ressource de base. Car les autres domaines magico-spirituels ne s'acquièrent que par l'initiation. Ce qui peut constituer un frein à la transmission des connaissances sur cette médecine traditionnelle qui est globale. Mais soyons sans crainte, car comme dit Pline

---

[41] Serge-Roland Sidio et al, Médecine traditionnelle et spécificité des tradithérapeutes du Département de Gagnoa, in *Afrique Science 17 (2) (2000)*. PDF. En ligne sur le site:http://www.afriquescience.net, p. 161.

l'Ancien, « toujours l'Afrique apporte du nouveau[42] ». Attendons la suite.

II. Qu'est-ce que la médecine traditionnelle ?

En apparence, la réponse est simple : c'est une médecine qui soigne des malades avec des plantes médicinales.

En réalité, les choses sont beaucoup plus compliquées que cela et donnent prise à de nombreuses interprétations qu'il nous paraît important de préciser avec les experts de l'Organisation Mondiale de la Santé (OMS) la définition officielle la plus couramment acceptée de la médecine traditionnelle. Selon eux, « la médecine traditionnelle se rapporte aux pratiques, méthodes, savoirs et croyance en matière de santé qui implique l'usage à des fins médicales de plantes, de parties d'animaux et de minéraux, de thérapies spirituelles, de techniques et d'exercices manuels, séparément ou en association pour soigner, diagnostiquer et prévenir les maladies ou préserver la santé[43] ». En d'autres termes, « la médecine africaine serait l'ensemble de toutes les connaissances et pratiques explicables ou non, pour diagnostiquer, prévenir ou éliminer un déséquilibre physique, mental ou social en s'appuyant exclusivement sur l'expérience vécue et l'observation transmise de génération en génération, oralement ou par écrit[44] ».

Cette définition de l'OMS nous semble conforme à l'idée que nous nous faisons de la médecine traditionnelle africaine, comme système médical par l'imbrication du social, du culturel et du thérapeutique.

Pour cette raison, nous utiliserons sans faire de distinction dans ce livre, les dénominations « médecine traditionnelle », « médecine traditionnelle africaine », « médecine à tradition africaine ». Car nous pensons que ces termes se rapprochent davantage du contexte de cette réalité médicale africaine.

---

[42] Pline l'Ancien, cité dans *Encyclopédie illustrée,* éd. Hachette, 1921, p. 641.
[43] OMS. Série de rapport technique Afro, n° 1, 1976 : *Médecine traditionnelle en Afrique*, rapport de comité d'expert à Brazzaville, p. 3.
[44] *Ibid.* p. 3

Mais avant d'aller plus loin qu'il nous soit permis de citer trois autres définitions qui se rapprochent de celle de l'Organisation Mondiale de la Santé (OMS) que nous venons de produire.

D'après l'Organisation des Nations Unies, pour l'Éducation, la Science et la Culture (UNESCO), « la médecine traditionnelle est un concept qui déborde largement le champ de la santé pour se placer au niveau socioculturel, religieux, politique, et économique. Elle peut être considérée comme un système de prise en charge du malheur (biologique ou non), qui s'appuie sur des théories du corps, de la santé, de la maladie et de la guérison ancrées dans l'histoire des cultures et des religions qui ont construit et construisent encore un pays[45] ». On peut dire qu'il y a autant de médecines traditionnelles que de cultures.

Du point de vue de Kroa « la médecine traditionnelle est un ensemble des connaissances et des pratiques permettant de diagnostiquer et de disposer de soins de santé, au moyen de méthode se référant au fondement socioculturel propre aux sociétés dites traditionnelles[46] ».

Pour le président de l'ONG Prometra (Dakar-Sénégal), cité par A. Konan « la médecine traditionnelle, qu'elle soit africaine, asiatique ou aztèque, se définit comme un système de connaissance, une sagesse ancienne, un ensemble spécifique de pratiques assurant l'équilibre de l'être humain et l'harmonie avec son environnement[47] ».

Ainsi, la médecine africaine ne se limite pas qu'aux quelques plantes médicinales, elle se fonde sur des connaissances dans lesquelles l'homme est conçu comme un tout inséparable de son milieu social, naturel, spirituel et cosmique : les causes réelles du

[45] UNESCO, Rapport du CIB sur les systèmes de la médecine traditionnelle et leurs implications éthiques, disponible sur le site : https : //unesdoc.unesco.org/images/0021/002174/217457, PDF, p. 2.

[46] E. Kroa, cité d'après A. Kouame, dans Système *de gestion de la médecine traditionnelle dans une plateforme web social et sémantique : une approche basée sur une ontologie visuelle,* Thèse de doctorat en informatique, Université Gaston Berger de Saint Louis (Sénégal), 2018, En ligne, p. 11

[47] A. Konan, *La place de la médecine traditionnelle dans les soins de santé primaire à Abidjan (Côte d'Ivoire),* Thèse de doctorat en médecine, Université de Toulouse, 2012, p. 10.

mal sont prises en compte sans oublier les symptômes et les effets du mal.

Ce savoir médical ancestral est en quelque sorte héréditaire : ne le possède que celui ou celle digne de foi, à qui il a été transmis. Cela garantit sa plénitude dans toute sa force.

III. Le guérisseur

1. Définition du guérisseur

Selon Ghislain A. Atmezing et ses coauteurs, « le guérisseur ou le tradimédecin est un homme très connu et respecté, grand psychologue, botaniste, pharmacologue et médecin, connaît les noms des plantes, des animaux et des roches[48] ».

Pour Kerharo, « le guérisseur est à la fois prêtre et médecin, le tradipraticien fait le lien entre les hommes et les forces surnaturelles. Il est appelé aussi médecin ou encore praticien de la médecine traditionnelle[49]. »

La définition la plus communément admise est celle donnée par l'Organisation Mondiale de la Santé (OMS) selon laquelle le guérisseur est « une personne reconnue par la collectivité où elle vit, comme compétente pour dispenser des soins de santé, grâce à l'emploi, de substances végétales, animales et minérales, et d'autres méthodes basées sur un fondement socioculturel et religieux aussi bien que sur les connaissances, comportements et croyances liés au bien-être physique, mental et social, ainsi qu'à l'étiologie des maladies prévalent de la collectivité[50] ».

Ainsi donc le guérisseur détient à lui seul savoirs, compétences, notoriété et croyances ; il contribue au bien-être physique, mental et social de l'homme. Dès lors, sur une base étendue des maladies et des individualités qui touchent la

---

[48] Ghislain A. Atmezing et al., *Modélisation multi agent massif d'un système d'aide à la décision en médecine traditionnelle*, 2009, PDF. Disponible sur le site Article_Atemezing_Bon_A_Publier.doc., p. 3.

[49] Kerharo et al., *La médecine et la pharmacie traditionnelle sénégalaise*, in Études Médicales :
documentation.ird.fr/hor/fdi :217 558, pp.7-54, PDF, 1975

[50] OMS, Série de rapports techniques Afro n° 1 Brazzaville, 1976, p. 3.

communauté, il y apporte des solutions sous forme de médicaments curatifs et préventifs. Il est le bienfaiteur de son lieu de vie.

Dans la médecine africaine, il existe plusieurs acteurs avec des rôles et des fonctions bien précis. Examinons ces catégories à présent.

Typologie des guérisseurs au sein de la médecine africaine

Tout d'abord et d'entrée de jeu, il convient de dire que nous empruntons l'essentiel de cet examen de typologie des guérisseurs à Abe N. Ndoumy, déjà cité plus haut.

En vérité, ce travail de classification des guérisseurs a été déjà fait par de nombreux auteurs, dont le Comité Régional des Experts sur la médecine traditionnelle en quatre catégories :

– Les herboristes qui utilisent les plantes ;

– Les spiritualistes qui n'utilisent presque pas les plantes ;

– Les grands thérapeutes spiritualistes qui ont recours à des incantations et à des rites ;

– Les devins qui sont des herboristes utilisant des pratiques divinatoires.

À vrai dire, cette classification de nos auteurs est accès essentiellement sur la méthode utilisée par les guérisseurs pour effectuer leurs traitements. Cependant elle ne nous permet pas de faire la part des choses en toute objectivité.

Autrement dit :

– Quelle est la différence fondamentale entre un devin et un spiritualiste ?

– Puis entre un grand thérapeute spiritualiste et un spiritualiste tout court ?

– Est-ce que les herboristes sont-ils véritablement des guérisseurs ?

– Est-il possible de distinguer le véritable devin du faux ?

En somme, si la définition de la notion de guérisseur répond à notre conception, la classification qu'il élabore pour spécifier les différentes catégories de praticiens nous donne très peu de satisfaction dans ce contexte précis.

D'après nous, cette typologie, pour être efficace, doit partir d'une base objective et concrète de la sphère des guérisseurs.

Ce critère c'est l'origine mystérieuse des praticiens de la médecine africaine.

Cette origine mystérieuse amène à regrouper l'ensemble des guérisseurs en deux grandes catégories : les doués et les non-doués.

a. Les doués

Ce sont ceux qui possèdent un don au départ. Ils détiennent donc leur pouvoir de guérison de naissance ou par révélation.

Nous venons de prononcer deux mots ici qu'il nous faut examiner avant d'aller plus loin.

Le don

Le terme don est un mot qui présente plusieurs sens. Il se définit comme :

– Un cadeau, un présent, ce qu'on donne à autrui gratuitement sans contre-don ;

– Une faveur, ce que l'on reçoit de Dieu ou de la nature ;

– Une disposition innée pour faire quelque chose, aptitude, talent.

Quand un guérisseur dit que son métier est un don, cela veut dire qu'il n'est pas à l'origine de sa pratique, mais c'est une faveur que la nature ou Dieu lui a faite. Il ne sait comment. Le don est insaisissable. Il reste mystérieux même pour celui qui a été pourvu.

La révélation

La révélation est un fait qui ne dépend pas des hommes. Ce terme vient du bas latin r*evelatio* qui veut dire « action de découvrir, de laisser voir » dérivé de *revelare* qui signifie révéler, dévoiler, porter à la connaissance de quelqu'un quelque chose de caché, d'inconnu. Nous parlons de doué lorsqu'une personne devient guérisseuse sans l'intervention d'un être humain. Sa pratique lui a été communiquée directement par Dieu ou la divinité par une inspiration surnaturelle. Cette révélation se fait aussi par les esprits des ancêtres par des songes nocturnes, quand les hommes sont profondément endormis. L'élu reçoit la visite de ses ancêtres lui montrant la voie qu'il doit suivre pour entrer en possession des connaissances et des pouvoirs pour soigner les gens. Cependant, suivant les personnes élues, cette visitation nocturne ne se passe pas sans douleur. Mais celle-ci s'enfuit comme la douleur de l'enfantement lorsque l'élu revient à lui-même.

b. Le groupe des non-doués

Les non-doués ne sont pas nés avec leur pouvoir de guérison. Ce sont tous les autres détenteurs de pouvoir par voie de transmission directe sans un don au préalable. C'est au prix d'une longue formation auprès d'un doué que le disciple arrive à obtenir sa science médicale. Il arrive que la transmission des connaissances médicales se transmette de père en fils et de mère en fille, de génération en génération.

Au sein de cette classe, on retrouve deux sous-groupes :

– Les disciples et les anciens malades

Les disciples obtiennent auprès d'un maître qualifié dont ils suivent l'enseignement pendant plusieurs mois. Après quoi ils subissent une véritable initiation à la suite de laquelle ils obtiennent l'autorisation à soigner.

Les anciens malades ayant recouvré la guérison deviennent des disciples du guérisseur qui les a soignés et jouissent du privilège d'être initiés aux secrets de la science médicale.

– La médecine clanique

Cette forme de médecine clanique de la médecine africaine est la dernière classe de notre classification.

Dans chaque groupe clanique, il y a toujours un membre qui connaît plus ou moins quelques plantes à même de guérir certains maux ne nécessitant pas la consultation d'un guérisseur, comme la constipation, la migraine, la diarrhée par exemple.

IV. Transmission de la science médicale

Est-ce à dire que n'importe quelle personne peut-elle devenir guérisseuse ?

La réponse est bien évidemment non.

Il est de tradition en pays Ngàmbáye que l'art d'exercer la science médicale se transmette difficilement aux profanes non avertis. Il arrive que dans une famille le parent ne trouve même pas une de ses progénitures aptes à lui transmettre son art et meurt avec ses connaissances médicales et son expérience. Car la fonction principale du guérisseur est de sauver des vies. Cela suppose qu'il soit résilient, ingénieux, compétent, inventeur, habile à faire réussir ce qu'il entreprend. Ce qui implique une forme de connaissance et la maîtrise des techniques qui la mettent en application. Aussi la transmission des connaissances en médecine africaine obéit à des conditions très précises parmi lesquelles nous citons :

– Première condition : la conduite morale

Cette première condition d'admission à l'apprentissage à la fonction de guérisseur est d'une importance capitale. Car le prétendant au titre de guérisseur doit avant toute chose faire preuve d'une moralité saine. Pour ce faire, il est observé discrètement par les futurs maîtres ou maîtresses. Ne sera admise pour l'apprentissage que la personne qui a une moralité qui apparaît clairement aux yeux.

En réalité, ses faits et gestes sont examinés de près tous les jours, parce que cette moralité se discerne dans les comportements au quotidien à travers la maîtrise de soi, la patience, la persévérance, le courage, la dévotion, le tempérament, la douceur, l'honnêteté, la fidélité, la serviabilité, etc. Pourquoi ? Parce que, comme le dit notre informatrice, « les pouvoirs mystiques sont très puissants qu'il ne faut mettre entre les mains de n'importe quelle personne, ne fut-ce son propre enfant. Car elle pourrait s'en servir pour faire le mal au lieu du bien. »

– Deuxième condition : aptitudes intellectuelles

Cette deuxième condition implique une forme d'intelligence et de patience du postulant à apprendre. En effet, c'est au prix d'un long effort et de patience qu'on acquiert l'identification de l'art divinatoire, l'interprétation des symptômes, l'identification des plantes curatives, la manière de les cueillir, la préparation, le dosage des recettes, des interdits, et cetera.

Tous ces savoirs et savoir-faire ne sauraient être assimilés par une personne sans intelligence et inactive. Raison pour laquelle les règles de sélection sont strictes. Il y va de la vie des gens.

Aussi, le maître doit être rigoureux dans sa sélection. C'est aussi la raison pour laquelle le temps d'apprentissage est long. C'est évident que l'art médicinal est un savoir qui se transmet d'un maître à un disciple. On comprend que nous ayons retenu le terme apprentissage pour parler de la transmission du savoir thérapeutique. Parce que l'apprentissage évoque le fait d'apprendre un métier manuel ou technique auprès d'un maître. Effectivement, l'apprentissage vise les résultats concrets. Le guérisseur acquiert les connaissances auprès d'un guérisseur qualifié. Il se crée entre les deux une relation de maître à disciple et d'initiateur à apprenant. Sans exagération, l'apprenti trouve dans cette relation le cœur du maître dévoué, qui, en tête à tête, se révèle affectueux et paternel.

L'apprenti en science médicale apprend à manier un langage magico-religieux, à connaître des propriétés pharmacologiques de toute matière. Peu à peu, la connaissance du futur thérapeute englobe tous les domaines de la botanique, de la zoologie et de la minéralogie. La théorie et la pratique se mêlent et aident l'apprenti à renforcer ses connaissances. Tout cela exige de l'intelligence et de la patience. En effet, l'intelligence et la patience constituent des garanties de réussite. Car pour réussir son apprentissage de médecine traditionnelle il faut de l'intelligence pour s'adapter à des situations nouvelles, découvrir des solutions aux difficultés que l'on rencontre. La patience est une vertu qu'il faut user dans toutes les circonstances pour réussir. « La patience et longueur de temps font plus que force ni que rage » écrivait Jean de La Fontaine dans l'une de ses fables. Pour Jean Pierre Jarroux « Pas de patience, pas de science » (En ligne). Il faut donc l'intelligence d'un pigeon, la patience d'une taupe pour réussir son apprentissage en médecine africaine.

Nous venons de voir que ce qui permet au candidat d'être retenu pour apprendre la fonction de guérisseur est la conduite morale et l'aptitude intellectuelle. Mais il existe une autre condition tout aussi importante que les deux premières que nous allons examiner maintenant.

– Troisième condition : le cercle familial

Nous avons vu plus haut que les connaissances médicales se transmettent de père en fils et de mère en fille, de génération en génération, de sorte que la famille du guérisseur reste seule détentrice des secrets concernant les maux et les remèdes.

Ce que confirme ce proverbe :

Ngōlò Báō bà d-à k-ùné Mbáiláo,

C'est le fils d'un grand homme qu'on nommera chef de fil de l'initiation.

En effet, un enfant du chef profite de l'expérience de son père et est à même de le succéder. Aucun membre de la communauté ne peut bénéficier de cet apprentissage. Parce que derrière la thérapie il y a des tabous religieux et sociaux propres à cette lignée familiale, mais inconnue des autres membres de la société.

D'où ce proverbe :

Yèl nōn gé jī bē lé-á.

Chaque oiseau chante selon les coutumes et les usages de son village.

Pour corroborer notre propos, citons trois proverbes africains qui vont dans le même sens :

« Chaque marigot a son caïman (Likouala : Congo Brazzaville) » ;

« Chaque rivière a sa propre source (Zulu : Afrique du Sud) » ;

« Chaque colline a son léopard (Bahaya : Tanzanie ».

Ainsi donc, chaque famille, chaque village a ses ancêtres.

À titre d'exemple, citons le cas de Goji, demeurant à Donara dans la commune de Bébidja, et spécialiste dans le traitement des fractures des os. Cette femme n'ayant pas une fille à qui transmettre son art est décédée avec tout son savoir et ses expériences médicales.

Au vu de notre contact et de ce que nous savons, la transmission des savoirs thérapeutiques est fondée sur la distinction naturelle des sexes. C'est-à-dire qu'elle passe d'un homme à un homme et d'une femme à une femme. Certes, il y a des exceptions, mais d'une manière générale c'est comme cela que ça se passe. Un homme ne peut pas initier une femme et une femme ne peut pas initier un homme. Sous cet angle initiatique, on peut donc parler de l'égalité homme-femme et dire qu'ils possèdent les mêmes connaissances thérapeutiques qu'ils se transmettent entre elles ou entre eux. Cela donne de la stabilité au guérisseur. Et cette stabilité lui procure la notoriété.

En voyant ces règles qui semblent discriminatoires et contraignantes d'accès à la fonction de thérapeute, nous pouvons dire à ceux qui seront estomaqués que ces règles donnent à la médecine traditionnelle africaine un caractère hermétique, mystérieux, réservée aux seuls initiés, que la médecine africaine est une véritable institution où la formation se fait comme il se doit. Que ces règles garantissent son originalité et son intégrité.

La formation à la fonction de thérapeute est exigeante parce que c'est un métier exigeant. C'est de la vie des gens qu'il s'agit. Et on ne joue pas avec elle.

V. De quelle manière initie-t-on ?

D'abord il faut noter qu'il y a deux cycles d'initiation.

a. Premier cycle : les bases des connaissances médicales

Ce premier cycle s'adresse à tous ceux qui veulent acquérir les bases de la science médicales à tradition africaine. Comme candidats à la fonction de guérisseur, ils se mettent sous la direction d'un maître qualifié dont ils suivront l'enseignement par des rites appropriés les connaissances médicales indispensables à l'exercice d'une fonction de thérapeute.

Le disciple apprend à connaître les noms de chaque plante médicinale, les remèdes à base de parties d'animaux et des minéraux. Il apprend à connaître l'homme et les maladies qui l'assaillent. Par moment, le doute le bouscule et l'accable. Au milieu des cris des enfants et les chants des oiseaux, il entend gémir au dedans de lui la voix plaintive du pauvre disciple qu'il est. Que faire ? Il doit faire preuve de courage et d'abnégation pour avancer dans son apprentissage et réussir.

Le courage est une vertu cardinale qui implique un mental à toute épreuve, de dureté pour soi-même et par-dessus tout de la patience. Pour dire autrement avec Maya Angelou : « Le courage est la plus importante de toutes les vertus. Car sans courage, on ne peut pratiquer aucune autre vertu de façon cohérente » (En ligne).

b. Deuxième cycle : approfondissement et pratique divinatoire

Ce deuxième cycle concerne les candidats qui veulent être initiés à l'art de prédire l'avenir, de déceler l'origine des agressions ou des maux dont les hommes sont victimes, d'assurer la protection de ceux-ci, de soigner des maladies, de lutter contre les forces du mal, parmi lesquels il y a les sorciers.

Ici, d'après les témoignages, le disciple reste seul avec le maître chez ce dernier dans sa case. C'est là à l'intérieur entouré des instruments de divination, soustrait aux regards des gens, que le rite initiatique se réalise. Selon la compétence, le savoir-faire, l'habileté et l'invention du disciple, l'initiation peut durer plusieurs mois. En effet, n'est pas devin-guérisseur qui il veut. Car cette charge suppose l'ingéniosité, la connaissance et les techniques qui la mettent en application. En un mot, c'est au prix de long effort que l'apprenant acquiert la science médicale et la qualité de devin.

Chez les Ngàmbáyes, il existe diverses catégories des doués, en rapport avec leurs spécialités, qu'il nous semble intéressant d'énumérer maintenant.

VI. Les diverses catégories des doués

1. Njè-èr : le devin voyant

Njè-èr : devin-voyant encore appelé njè-ndòn-èr qui veut dire faire de la divination. Ce nom s'accompagne toujours du verbe ndòn qui signifie chasser, tendre un piège et par extension pêcher. Ainsi, ndòn-èr serait le fait de rechercher la cause ou encore de démêler au moyen de divination, de la voyance, une intrigue en vue d'établir la culpabilité d'un individu des suites d'un décès suspect, d'un délit, d'une stérilité, d'un envoûtement ou d'une maladie extrêmement grave dont souffrait une personne.

Le njè-ndò-èr est le spécialiste qu'on consulte pour tous les prétextes. C'est un personnage vénéré et consulté, dont les rôles mi-sociaux, mi-religieux, sont réputés indispensables. Le « njè-èr» 51, utilise entre autres supports matériels pour la divination et la voyance les éléments suivants : jèr (des pierres), mbàré (petits coquillages blancs appelés cauris) [cypraea moneta], kāgē tém (des brindilles de gui) [espèce de Tapinatus], kā ndà èsé ngōró gé màń gé àr jél-jél (une calebasse blanche ou un récipient en argile cuit d'eau pure, claire) à travers laquelle lui apparaissent les personnes ennemies et les mânes des ancêtres impliquées dans l'affaire qui donne lieu à la tenue de la séance. Par ce moyen il reconnaît la cause de la maladie ou d'un décès suspect.

Dans ce support le voyant voit non seulement les images des ennemis et les mânes des ancêtres, mais il les entend également. Le njè-ndùnjā-rō-tō, c'est le médecin qui enlève la maladie.

Parfois, surtout dans les petites localités, le même personnage cumule ces diverses fonctions ; on l'appelle njè-kàjì, c'est-à-dire « celui qui redonne la vie », autrement dit : « le sauveur ». Quoi qu'il en soit du nom, cet homme ou cette femme, car ce métier est exercé par les femmes et aussi par les hommes, est l'oracle universel, et son emploi est reconnu d'utilité publique ; tellement que les gens le nomment njè-rā- màjì, c'est-à-dire l'homme de bien, pour son rôle de guérisseur, et njè-gósō-né-gèr : celui qui a de la connaissance des choses, qui éclaire, qui renseigne, pour son ministère de révélateur devin. Double aspect d'une même fonction qui justifie l'expression que nous avons adoptée pour le désigner : devin-guérisseur.

2. Devin-voyant

Le devin-guérisseur manifestent aux hommes et aux femmes, les causes des événements passés, présents ou avenirs, de leurs maladies, de leurs chagrins, il leur donne les moyens d'obtenir ce qu'ils désirent, fournit des réponses aux demandes qui lui sont adressées, dit ce qu'il faut faire ou éviter, indique les exorcismes ou offrandes appropriés aux cas du consultant, ordonne parfois une retraite plus ou moins absolue accompagnée de certaines abstentions.

---

[51] *Nje* : préfixe ngàmbáye des noms composés. *Njendon-ër* : terme découlant du verbe *ndon-ër* qui veut dire faire la divination.

Le devin-guérisseur est le spécialiste que l'on consulte pour la plupart des actes de la vie ordinaire. Quelqu'un part-il en voyage, va-t-il à la guerre, entreprend-il une affaire commerciale, va-t-il visiter des amis au loin ? C'est au devin qu'on a recours pour savoir si quelque malheur ne le guette pas sur la route. S'agit-il d'un procès à gagner, d'une maison à bâtir, d'un cadeau qu'on vient de recevoir, c'est le devin qui dira l'issue du procès, l'emplacement et les matériaux de l'édifice, la qualité du cadeau et les intentions occultes du donateur. En un mot, c'est au devin que l'on demande avis, conseil, en cas de maladie ou autre. D'une manière générale, cette spécialité est pour ainsi dire l'exclusivité des femmes. Doutreloux écrit avec justesse que : « La magie est naturelle à la femme. Les hommes participent à ce mystère, les femmes sont ce mystère par toute leur personne ».[52]

Mais à côté des tradipratitiens chevronnés, il existe des guérisseurs occasionnels dans chaque groupe de tribu qui connaissent plus ou moins quelques plantes à même de guérir certains maux ne nécessitant pas la consultation d'un guérisseur doué, comme la constipation, la gale, la migraine, la colite, la diarrhée.

Le guérisseur spécialiste traitant ou le njé-ndújā-rō-tō comme son nom l'indique est le guérisseur qui enlève la maladie. En fait le devin-guérisseur est le terme générique par lequel on désigne tous ceux, hommes ou femmes, qui ont profession de soigner les troubles somatiques et les déséquilibres psychopathologiques.

3. Njè-tàā-ndō : femme accoucheuse

Njè-tàā-ndō, littéralement celle qui prend la souffrance ; c'est la femme qui connaît les plantes lui permettant de préparer des potions médicales qu'elle utilise pour atténuer les complications de l'accouchement, pour diminuer les douleurs de l'enfantement et permettre le rétablissement de la femme qui accouche.

Certains remèdes qu'elle fait boire à la femme provoquent la sécrétion de lait et en accroissent la quantité.

---

[52] Doutreloux cité d'après René Mavoungou Pambou, *Proverbes et dictions du Loango en Afrique centrale : langue, culture et société*, déjà cité, p. 70.

Après l'accouchement, c'est aussi elle qui ausculte le nouveau-né en vue de détecter certaines malformations congénitales et propose des médicaments pour remédier à celles qui peuvent l'être.

C'est également elle qui soigne les bébés et les jeunes enfants avec des plantes connues d'elle seule. À cet égard, elle leur fait porter des amulettes faites d'un morceau de peau d'animal enroulé et contenant des produits naturels aux propriétés thérapeutiques. Elle associe certains produits, comme kám móng (les feuilles de Piliostingma thomigii), à l'eau de bain des nourrissons pour les rendre vigoureux et potelés.

En voyant des vertus régénératrices et tonifiantes de l'eau des feuilles de Piliostngma thomigii, pendant plusieurs jours après l'accouchement la jeune accouchée est soumise à une toilette intime à l'eau chaude de ces feuilles, essentiellement afin de raffermir les tissus de l'organe génital ayant été affectés par la dure épreuve de l'accouchement. Cette même eau est appliquée sur le ventre par massage pour à la fois éjecter hors de l'utérus le sang et le reste du liquide amniotique et hâter le ventre à reprendre sa position initiale d'avant la grossesse.

Comme on peut le voir, le njè-tàā-ndō (appelée matrone et non sage-femme pour la distinguer de la profession de sage-femme issue des écoles occidentales) est à la fois médecin, gynécologue, pédiatre et puéricultrice de la communauté villageoise ngàmbáye.

4. Njè-k-ùà-nàmā : praticien traitant des fractures des os

Le njè-k-ùà-nàmā est le spécialiste qui traite toutes sortes de fractures osseuses. À l'aide des mélanges de produits médicamenteux dont il a le secret, il arrive à préparer des pommades aux propriétés antalgiques qui lui permettent de calmer les douleurs et les tumeurs.

Concernant le traitement des fractures, la méthode la plus couramment employée consiste à immobiliser le membre ou la partie fracturée, les os étant au préalable et délicatement ajustés, en y appliquant une sorte d'éclisse faite de kábrā (paille forte et résistante tressée) [Cymbopogan giganteus]. Entre celle-ci et la peau, le praticien met une substance matérielle sèche et douce en guise de compresse. Ensuite il effectue une ligature. Le traitement ainsi fait, il n'y a plus qu'à attendre la guérison qui surviendra plus ou moins rapidement selon la gravité de la fracture.

On soigne aussi la fracture avec le cissus quadrangularis, une sorte de plante rampante appelée tàŕ. Cette plante a plusieurs propriétés que nous verrons plus bas dans le soin de différentes maladies et de la prévention.

Il existe bien d'autres méthodes que l'on peut qualifier de magico-religieuses, mais celles que nous venons de citer suffisent à donner une idée de la pratique et de la maîtrise dans le traitement des fractures de njek-ùà-nàmā appelé à juste titre le chirurgien traditionnel. Son habileté dans ce métier est telle qu'il intervient, même dans les tumeurs, sans nuire aux organes les plus délicats comme les tendons, les nerfs, les muscles et les veines.

Pour pratiquer cet art, le njè-k-ùà-nàmā dispose d'un outillage très simple, qui n'a pas varié de l'époque pré-coloniale à nos jours : bélé/íngā appelé lame de rasoir, dù : fer à manche, gàjì : ventouse et quelques produits médicamenteux dont il a le secret.

L'excision des filles est aussi de la compétence de njè-k-ùà-nàmā. Les garçons sont épargnés de toute pratique portant atteinte à la physiologie de l'homme. Ainsi, le cas de circoncision et de balafre n'a jamais été observé chez les anciens. Par contre certaines personnes affûtent leurs dents. L'opération du prépuce remarquée de nos jours chez les Ngàmbáyes vient de leur contact avec les Arabes. De là cette expression : Bēn k-ìnjà lé ìn rō dùmjè gé. Ce qu'on pourrait traduire par : *la circoncision vient des arabes/musulmans.*

Généralement ce sont des adultes qui se font circoncire imitant ainsi les Arabes. Jusqu'à la cicatrisation, ils sont enfermés dans un endroit clos pour le pansement. Toutes personnes ayant touché du piment ou ayant de relation sexuelle récemment ne doit pas s'approcher de leur cabane au risque de provoquer une infection de la plaie et de retarder ainsi la guérison.

5. Njè-lā : Devin danseur

Le devin danseur est le spécialiste qui, par le biais de la danse nommée *lú,* effectue un voyage dans l'invisible pour aller délivrer le double invisible d'une personne capturée par les sorciers, des êtres maléfiques. Il dispose du pouvoir de la clairvoyance qui lui permet de dépister les sorciers. Il danse et saute par-dessus le malade en lui disant :

« En même temps que je saute,
Que la maladie saute avec moi. »

Mais dans le monde invisible, il est confronté à une lutte âpre contre les mauvais esprits qui assurent la garde de la victime et de l'auteur du rapt. Cette opération est considérée comme une opération suicide pour le praticien, car la délivrance s'effectue parfois au prix de sa propre vie. C'est pourquoi on ne fait appel à lui que pour les cas les plus désespérés, surtout les personnes mourantes.

La nature de son art lui vaut à juste titre le nom de « sauveur d'âme » (njè-kàjì-kàndēkèmrō). Ce qui signifie littéralement « sauveur de l'œil du corps » ? L'œil étant la lumière du corps si celui-ci en est privé il est plongé dans le noir. Autrement le corps privé des yeux est mort. Aussi celui qui ramène cet œil au corps est bel et bien un sauveur d'âme, parce que lorsque l'âme quitte le corps celui-ci est bien mort.

Outre la danse, le devin danseur prépare aussi les amulettes garantissant la protection des individus contre le mal.

6. Njè-pòlè màgē : Sacrificateur

Njè-pòlè màgē, c'est la personne qui enlève l'influence maligne d'une idole sur un individu qui est sous son emprise. Vu qu'il y a plusieurs idoles, il est le seul apte à savoir lequel pour pouvoir lui offrir une offrande qui lui plaît. Cette offrande peut être de la nourriture ou un animal vivant. Après l'offrande rituelle, le njè-pòlè-màgē recommande au malade une ablution dans laquelle on fait bouillir des racines et des feuilles médicinales. Puis, il brise le récipient dans lequel il s'est lavé et le disperse à un carrefour ou sur un chemin. Malheur à celui qui marche sur les tessons ou sur l'eau fraîchement jetée exprès. C'est lui qui sera victime de la maladie dont un patient vient de se séparer avec le bain.

7. Njè-dò-nāng : Chef de terre

Nous ne saurions passer sous silence le Njè-dò-nāng (chef de terre). Celui-ci tient ses pouvoirs de l'ancêtre fondateur du village par droit de succession. Il cumule à la fois les fonctions religieux et politiques. C'est lui qui en temps voulu médiatise le rapport entre le commun des hommes et l'Esprit du terroir pour la prospérité collective, la paix et la santé. Tenter de faire la part du religieux et du profane c'est méconnaître le caractère fondamental de la société traditionnelle ngàmbáye[53].

À dire vrai, cette attitude n'est pas l'apanage du pays ngàmbáye. On la trouve dans toute la société traditionnelle négro-africaine. Par exemple, Abdelbayo Adasanya écrit au sujet des Yeruba du Nigeria : « Ce n'est pas une simple cohérence de la foi avec les faits, de la raison avec la tradition ou de la pensée avec la réalité contingente. C'est une cohérence, une compatibilité globale de toutes les disciplines. Une théorie radicale, par exemple, qui contredirait une conclusion théologique serait rejetée et vice-versa. L'exigence de comptabilité réciproque des aspects de la pensée Yuruba (philosophie, politique, sociologie, droit foncier, médecine, psychologie, naissance et mort), se trouve « concaténée » dans un système logique si rigoureux qu'il n'est pas possible d'en amputer une part sans paralyser la structure de l'ensemble.[54] »

Chaque village possède son chef de terre. Il est celui qui dirige en titre. Dans les ruelles silencieuses du village, celui-ci vague à ses occupations, souvent pour donner envie à ses administrés le goût du travail. Tout le monde le connaît et le salut respectivement. Chef de terre incontesté et chef spirituel, il se dévoue dans l'ombre pour ses administrés. Il est aussi le médiateur entre les individus et les esprits des ancêtres.

---

[53] H. Ndoyom, *Les MBAY-Ma comme incarnation de la sagesse dans l'univers Ngàmbáy : mythe ou réalité,* déjà cité, p. 2.

[54] Abdelbayo Adasanya cité d'après H. Ndoyom déjà cité, p. 2

VII. Méthode de traitement des malades

Avant de parler des traitements, examinons comment se déroule la consultation médicale.

1. Consultation médicale

D'une manière générale, la consultation se fait au domicile du guérisseur.

Dans cette consultation on distingue trois phases :

– L'accueil du malade,

– L'identification de la maladie,

– Le diagnostic et la décision du guérisseur.

Suivons ces phases.

Chez les guérisseurs Ngàmbáyes, le premier accueil du malade n'est pas différent d'un visiteur ordinaire.

Voici en quelques mots comment il se présente.

D'abord l'échange de salutation d'usage ; ensuite le guérisseur invite le visiteur à prendre place ; une fois assis le guérisseur pose à son hôte la traditionnelle question : que me vaut votre visite ? Et enfin, la brève présentation de l'objet de la visite par le malade. Le malade dira : Rō-ḿ tōḿ yén bbà m-ré gé mbéā : *je suis malade, c'est pourquoi je suis venu.* (Voir en annexe I les expressions en ngàmbáye- français sur la santé, la maladie.)

On passe alors à l'entretien sur la cause de la maladie à partir de ses signes extérieurs appelés symptômes subjectifs, c'est à dire des troubles perçus et signalés par le malade.

Comment le guérisseur ngàmbáye recherche-t-il les causes de la maladie ?

On sait que les origines de la maladie dont souffre le Ngàmbáye sont de trois ordres : naturelles, psychiques et psychosomatiques.

C'est naturellement sous ses trois angles que s'opère la recherche des causes de la maladie chez les Ngàmbáyes.

Et de quelle manière ?

Concernant les maladies d'origine naturelle, le guérisseur se base sur des symptômes et des problèmes de santé ressentis par le malade, détermine l'affection dont il souffre. La maladie peut être attribuée soit à la colique ou la constipation, soit à l'angine de poitrine, ou au mal de gorge, ou à la fièvre, etc.

Dans ce cas, le guérisseur donne des conseils au malade et l'envoie chez lui. De retour à la maison, sa famille lui pose quelques questions complémentaires, puis le prend en charge. En effet, comme nous avons déjà dit plus haut, dans chaque clan, il y a toujours un membre qui connaît plus ou moins de plantes médicinales à même de guérir certains maux ne nécessitant pas la prise en charge d'un guérisseur chevronné.

La deuxième origine de la maladie est d'origine psychique. Dans la culture ngàmbáye, les maladies d'origine psychique sont liées au système de croyance. Ces maladies sont du domaine de njè-ndòn-èr. Nom qui signifie le devin, le voyant. « C'est en utilisant la divination que le guérisseur va développer avec le patient l'histoire du sens de son mal. En présence des forces invisibles avec lesquelles il entre en contact par divination, le guérisseur posera des questions autour de la personne malade, de sa famille, de l'événement du début de la maladie. Il définira ce qui a causé la souffrance, toujours venue de l'extérieur ; l'agent, la force maléfique seront identifiés. Ainsi, le mal peut être compris comme un désordre solvable, comme transgression réparable[55] ».

Il convient, à ce niveau, de faire remarquer que la maladie se présente comme un tout, c'est à dire comme l'amputation d'un élément de la personnalité humaine, mais également comme l'intrusion d'un corps étranger dans cet être.

En un mot, les maladies psychiques se résument en termes d'envoûtement, de malédiction, de possession et de sorcellerie.

Pour des maladies psychosomatiques liées à des relations sociales, l'acte thérapeutique consistera à extirper le mal de soi-même. Raison pour laquelle, les personnes qui se rendent en consultation chez le guérisseur doivent obligatoirement se mettre à table, c'est-à-dire avouer leur crime, leur faute, leur acte d'adultère incestueux, leur rancune maladive, leur mal, leur tort, leur désobéissance aux interdits, et cetera. Bref, selon l'expression française, ils mangent le morceau non sans gêne.

---

[55] F. Heindenreich, L'eau qui soigne. Réflexion sur la place singulière de l'eau dans les soins d'un guérisseur Seereer, in *L'Autre,* Volume 2 (n° 2), 2001, p. 295.

C'est après l'identification de la nature de la maladie qu'intervient le pronostic du guérisseur.

2. Le pronostic

Le pronostic est le jugement que porte le guérisseur après l'identification de la nature de la maladie, le déroulement du traitement et son résultat. Ce pronostic se base sur l'expérience du guérisseur.

Lorsque le traitement de la maladie dépasse la compétence du guérisseur, il recommande assez souvent le malade à un spécialiste digne de ce nom au malade. Mais lorsque cet état du malade est du ressort de sa compétence, il passe aussitôt au traitement.

Quand il s'agit des soigneurs de la forme clanique, c'est à dire des guérisseurs occasionnels et autres non-doués, le diagnostic n'est pas évident et clair. Il s'en suit un traitement à tâtons et hésitant. Ce qui augure une médication souvent incertaine.

VIII. Les traitements thérapeutiques

1. Traitements des maladies d'origine naturelle

Les traitements des maladies sont toujours institués en raison de symptômes objectifs qu'a pu constater le praticien. Ainsi, à chaque maladie, mal, souffrance, correspond un traitement.

Les traitements thérapeutiques sont basés sur l'emploi des plantes médicinales et des substances animales ou des minéraux. Ces produits peuvent être mélangés ou non. D'autres pratiques comme les fumigations, la pose de ventouses, les massages, l'inhalation, les gouttes, et cetera, sont employées à des fins curatives.

En tant que guérisseur, le tradithérapeute indique les plantes qu'il faut employer contre les maladies, ainsi que les sacrifices, exorcismes ou amulettes dont la cure doit être accompagnée. C'est à lui que recourent celles qui veulent avoir des enfants, ceux qui cherchent la fortune ou qui veulent retrouver des objets perdus. C'est lui qui révèle les préservatifs contre les maléfices humains. En réalité, il est un médecin qui donne de vrais remèdes, par exemple des simples dont l'efficacité est indiscutable. Seulement pour la solennité du procédé, il entoure cette prescription très censée d'accessoires superstitieux qui peuvent donner le change aux esprits candides. Il dira par exemple : cueillez telle plante le matin avant le lever du soleil, en regardant vers l'Est, en tournant d'abord sept fois autour de la plante. La plante en soit est le remède spécifique, souvent le meilleur qu'on puisse rencontrer, mais cet appareil insolite confère à l'ordonnance un caractère mystérieux qui rehausse le prestige du guérisseur.

En matière de plantes médicinales, qu'utilisent les femmes et les hommes guérisseurs ngàmbáyes dans le traitement des malades, citons :

Dúndái, aubergine, [Solanum gilo] : quand quelqu'un souffre de coliques, par exemple, les guérisseurs font bouillir les fruits de cette plante, légèrement amère, et ils lui font boire l'eau de cuisson.

Contre le rhume on utilise le jus de « màsé », tamarin, [Tamarinus indicacesalpiee]. Ce remède joue également le rôle de vitamine C. Sa pulpe est laxative, aussi on l'emploie contre la constipation et l'occlusion. Les feuilles et la pulpe sont utilisées pour soigner la fièvre (rō-núngā), la toux (kèsē) et la bronchite.

Les fruits de dòhōdúl, caprier, [capparis spinosa] sont utilisés contre les maux de dents et les rhumatismes (kūngā-bānjī).

Contre les hernies des nouveau-nés, les praticiens utilisent les racines de gèrgéndē, hysope, [Asparagus africanus] qu'ils mettent dans une boisson. Pour un adulte qui souffre de la même maladie, il est soigné par les racines de tèdèmìān, non identifié, qui sont amères et très efficaces.

La maladie de foie (né-k-ùà-ùr) est traitée par les feuilles de kàdē kólé, plante non identifiée, qui pousse sur le terrain d'un village abandonné.

Lóbē/lóbō [Sclerocarya birrea] ou kámndà [Cassia sieberiana] est utilisé contre le diabète.

L'hypertension artérielle est soignée par mbòr/mbòrò, goyavier sauvage, [Annona senegalensis] ou kúdū [Detarium microcarpum.

Sìn-bīyān, [Bridelia scléroneura] est utilisé pour soigner l'anémie. Cette même plante soigne aussi le diabète et l'hypertension artérielle.

Kám rómē (les feuilles de Combretum hypopilinum) est prescrit aux femmes enceintes pour empêcher une fausse-couche.

Les racines de gérmér sont prescrites pour le traitement de la gale. On les fait bouillir et on se lave avec l'eau de cuisson.

Mbā-ngōn nàsē est très bon pour faire une décoction à laver les plaies. Pour le pansement de celles-ci, les praticiens utilisent la sève de kám-ndā, ou de rōng gàjì, ou de yèl ; les feuilles de lōl, [Lonchocarpus laxiflorus], ou de rómē, [Combretum hypopilinum] sont employées dans le pansement des plaies infectées.

Sur les plaies cicatrisées, on recommande de mettre de la graisse.

La sève de rùsā, [Leptadenia hostata] est employée pour décongestionner les fausses nasales par inhalation.

Les gouttes aux essences des plantes sont administrées dans le corps par la voie des yeux, des narines ou des oreilles à des fins médicales.

Les massages sont une autre technique que le guérisseur emploie pour soigner. Il consiste à exécuter des mouvements des mains sur la partie du corps douloureuse pour la soulager. Il peut se faire à l'huile, à l'eau chaude, tiède ou fraîche, dans de multiples positions.

Certaines plantes sont encore employées en fumigation pour leur vertu magique.

Notons aussi l'emploi de la décoction amère d'écorce de caïlcédrat [Khaya senegalensis] appelé mbāgē par nos locuteurs pour soigner certaines maladies. D'autres plantes ayant des propriétés thérapeutiques, tels que kōl-tìsá [Combretum molle], kēl, non identifié, tàŕ, [Cissus quadrangularis], básàr, oignon, une variété d'oignon non consommable [Allium cepa L.], oignon-fétiche, sont aussi employés par les tradipraticiens.

Enfin, notons l'emploi de l'huile de kér, sésame, [Sesamum indicum] pour évacuer les bouchons de cérumen. On l'utilise de la façon suivante : l'huile est réchauffée dans les mains pour qu'elle soit à la température ambiante puis on verse 3 à 4 gouttes dans le canal auditif, tête penchée sur le côté. On répète, si c'est nécessaire, 1 ou 2 fois l'opération. L'huile va ramollir le cérumen de façon que celui-ci soit évacué naturellement et sans douleur. On rince ensuite l'oreille avec l'eau tiède.

Autres techniques mises en application par les guérisseurs pour soigner les maladies, soulager les souffrances des patients :

La pose de ventouses, gàjì-dā, est appliquée généralement dans la partie où on a mal pour faire disparaître les douleurs. On fait des ouvertures au préalable sur l'abcès, puis on y pose les ventouses faites de cornes d'animaux et on aspire l'air par un trou pratiqué à la pointe pour enlever le caillot de sang ou du pus contenant dans l'organisme.

Une autre pratique pour percer l'abcès, le praticien emploie le poinçon en fer (dù) qu'il chauffe à blanc avant de percer l'abcès d'un coup sec pour faire sortir le pus ou le sang coagulé sous l'abcès.

Les dents de sagesse ou abîmées sont enlevées au moyen d'une lime (sīngā). Ce même outil est utilisé pour limer les dents.

Les soins de fractures, comme nous l'avons vu en haut, sont toujours faits par un praticien traitant des fractures des os.

Le lavement des gros intestins est fait au moyen d'un appareil appelé en langage populaire « pompe » ; c'est la méthode du purgatoire qui est utilisée ici.

Ce qui précède nous donne l'occasion de parler de l'importance de l'eau dans le traitement médical. Cette eau se trouve associée aux plantes médicinales pour soigner. Il faut noter cependant que l'usage de l'eau dans le traitement curatif n'est pas propre aux Ngàmbáyes, d'autant plus qu'on la retrouve semblable dans les lois mosaïques dans l'Ancien Testament, dans les soins des guérisseurs Akié et Tiembara en Côte d'Ivoire, comme nous le rapporte Abe N. Ndoumy dans sa thèse de doctorat : *La médecine africaine et la médecine officielle en Côte d'Ivoire : une approche stratégique de collaboration*, 1991-1992, et son universalité est même souligné par J. Chevalier et A. Gheerbrant dans leur *Dictionnaire des symboles,* 2e édition, 1982, p. 374 : « les significations symboliques de l'eau peuvent se réduire, disent-ils, à trois thèmes dominants : source de vie, moyen de purification, centre de régénérescence. Ces trois thèmes se rencontrent dans les traditions les plus anciennes et ils forment les combinaisons imaginaires les plus variées, en même temps les plus cohérentes ».

Il y a un rituel de purification au cours de laquelle l'eau intervient sans être associée aux plantes, mais à la parole. C'est le rituel de l'exorcisme. Au cours d'une réunion de famille ou du clan au sujet de stérilité d'une des leurs, on présente l'eau dans une calebasse blanche et la personne soupçonnée d'être à l'origine de la stérilité se lave les mains en prononçant les paroles propitiatoires suivantes :

« Si c'est moi qui suis à l'origine de ton incapacité à procréer, à l'instant même où je me lave les mains dans cette eau, tu dois retrouver ta capacité de procréer. » Puis, elle asperge la stérile avec l'eau de ce rituel.

Il convient de faire remarquer que si la stérilité a été provoquée par la personne qui s'est prêtée à ce rituel de purification par l'eau, elle se dessaisit par la même occasion les organes génitaux de la stérile qu'elle avait fait main basse dessus. Ainsi l'aspersion de l'eau sur celle qu'elle a rendue stérile est le moyen par lequel elle a fait le transfert de l'esprit des organes génitaux qui était sous son contrôle. Le rituel permet non seulement de redonner vie aux parties escamotées, mais lui donne sa vigueur physique pour devenir enceinte et enfanter des enfants.

Ce rituel intervient aussi au cours d'une réunion familiale au sujet d'une personne malade. Dans ce cas, c'est le chef du groupe qui asperge le malade avec l'eau qui a servi à la cérémonie.

Remarquons au passage que ce rite de purification par l'eau n'est pas propre à la pensée ngàmbáye, vu qu'on le retrouve semblable dans les rites de l'église catholique du baptême par aspersion et de la purification.

Il existe bien d'autres plantes, mais celles que nous venons de citer nous donnent une idée de la pharmacopée dont disposent les guérisseurs ngàmbáyes. Ce sont là des plantes très simples, mais pour la solennité du procédé, le guérisseur les entoure d'appareils insolites qui confèrent à l'ordonnance un caractère mystérieux qui rehausse le prestige du praticien.

La connaissance de ces plantes, transmise de père en fils et de mère en fille, a pour gardienne une personne d'âge mûr. Leur utilisation pour soigner, prévenir date des nuits de temps et leur efficacité ni leur innocuité n'ont jamais été mise en cause. Si le médicament ne répondait pas à l'espoir que malade et thérapeute placent en lui ça se saurait. Ainsi, la pérennité de ce mode de médicament à travers les générations depuis la nuit des temps témoigne de sa solidité.

Le problème de la préparation des remèdes est donc des plus importants. En gros, trois modes de préparation sont privilégiés : la décoction, la macération et l'infusion pour ce qui concerne les racines, les écorces du tronc d'arbre, les tiges des plantes, les fleurs et les graines, tandis que la sève, le jus sont administrés frais. Pour la conservation des remèdes, le choix de la technique de séchage est favorisé. Pour un meilleur séchage, les guérisseurs exposent les organes végétaux prélevés sur une natte dans un endroit assez aéré sans trop les manipuler ; de sorte qu'ils conservent leur goût, leur odeur et leur senteur. Nous insistons sur les techniques de préparation des remèdes traditionnels, car ils n'ont rien à voir avec quelques procédés magiques ou fétichistes.

On met en avant le problème du dosage des médicaments utilisés qui ne serait pas maîtrisé et donc ferait courir des risques aux usagers. Ce à quoi nous répondons : point n'est besoin de dosages savants. Il faut simplement savoir observer et avoir du bon sens.

Nous avons l'impression que les détracteurs de la médecine traditionnelle oublient la conscience professionnelle que les guérisseurs ont de leur art, qu'ils pratiquent avec passion. Ce qu'il faut savoir c'est que les soins traditionnels sont toujours une chose complexe, même pour un guérisseur averti. Pourquoi ? Parce que le remède traditionnel qui guérit l'un ne sera pas efficace pour l'autre atteint de la même maladie. Il faut donc en tenir compte pour ne pas délivrer le même médicament à deux patients atteints de la même infection. Aussi, il faut laisser les professionnels de la médecine traditionnelle cette façon de pratiquer leur métier. Nous n'insisterons jamais assez sur le principe suivant : en médecine, et même en médecine africaine, le risque zéro n'existe pas. « Le risque est la condition de tout succès[56]. » La médecine africaine doit garder son âme et non courir derrière la modernité à tout prix. Une médecine forte est comme un bateau de guerre qui a sa propre flotte et peut partager sa force et sa discipline, mais qui peut aussi partir seul vers la solitude de la mer sans bornes. Nous devons accepter de lui ouvrir le chemin afin qu'elle soit capable d'une existence complète en dehors de la médecine moderne et

[56] L. De Broglie, cité d'après le *Dictionnaire Petit Robert*, 1993, p. 2310.

non l'encombrer. Ainsi, elle peut apporter au monde ce qu'il lui revient d'exprimer et que celui-ci attend d'elle silencieusement.

Le problème de la prise des médicaments traditionnels nécessite un acte de foi. D'ailleurs les guérisseurs sont conscients et le disent au malade lorsqu'ils lui prescrivent un médicament : « je te donne un médicament qui est certes efficace, mais la guérison est un don de l'Être Suprême ». En somme, les médicaments soignent, mais c'est Dieu qui guérit. Hippocrate, le père de la médecine moderne, a confirmé l'exactitude de cette pensée en soulignant judicieusement : « le médecin soigne, mais c'est la nature qui guérit ».

Outre les plantes, les guérisseurs soignent aussi les brûlures avec la pâte de ānjì, argile, [argilla] pour empêcher la bulle, certaines blessures avec la pâte de dòdín (termitière) pour éviter qu'elles ne gonflent.

La chair de bàilā, margouillat qu'on donne à manger aux enfants contre la toux ; celle de bísī, chien, [canis] contre l'amaigrissement des jeunes enfants. On donne aussi à manger à une femme qui vient d'accoucher. C'est un remède extraordinaire auquel il ne faut pas recourir deux fois, sans quoi la personne va mourir. Toutefois, dans certains villages ngàmbáyes, on n'utilise pas ce remède.

À côté de ces remèdes traditionnels, notons que se généralise de plus en plus l'emploi des produits pharmaceutiques occidentaux tels que la quinine, la mentholatum, la vaseline, l'aspirine, le paracétamol, le pansement liquide, la bande de pansement dans la mesure où la possibilité financière permet l'acquisition. D'autre part dans certaines collectivités rurales les villageois se dotent même d'une petite pharmacie de village contenant des produits de première nécessité gérée par eux-mêmes pour faire face à des maladies ne nécessitant pas la présence d'un professionnel de santé.

Quand la maladie est attribuée à une puissance occulte, le devin-guérisseur traite le malade par des rites basés sur le symbolisme si fréquent dans les pratiques traditionnelles : on se livre autour du malade à un tas de cérémonies, continuées pendant des journées entières, on danse, on tambourine, le devin-guérisseur monte la garde autour de la hutte, un couteau de jet à la main. Il fait passer la maladie ou plutôt l'esprit de la maladie dans le corps d'une poule, que l'on chasse au loin. Malheur à celui qui s'emparera de la poule ! C'est lui à son tour qui contractera la maladie.

Soulignons que le mystère et les rites dont les devins-guérisseurs entouraient leurs ordonnances n'enlevaient pas à ces dernières leur réelle vertu naturelle. Et qui oserait reprocher à ces hommes et ces femmes de garder jalousement un tel secret, puisque même aujourd'hui, les médecins diplômés n'aiment pas à partager avec autrui le monopole de leur art sous le couvert du secret professionnel ? Dans le pays où n'existaient pas encore les docteurs diplômés, c'étaient là des médecins officiels, et qui jouissaient comme tels d'une réputation méritée.

Il est à noter que sur le plan magico-religieux, la poule occupe une place prépondérante dans les sacrifices des négro-africains. Selon D. Zahan, « plusieurs raisons semblent avoir contribué à sa valorisation sur le plan religieux. La poule est un animal peu coûteux, même le pauvre peut se la procurer avec une certaine facilité. Son élevage ne pose par ailleurs aucun problème, car, le plus souvent, ces gallinacés sont élevés en liberté et on ne se préoccupe ni de leur nourriture ni de leur ponte et de leur multiplication. De plus, en tant que victime de sacrifice, aucun autre animal n'offre autant de variations individuelles que la poule[57] ».

Quant à la couleur blanche, elle symbolise la pureté. Le but des sacrifices est de demander les grâces des mânes, le gallinacé doit être sans défaut ni altération pour être agréé.

Nous avons dit plus haut qu'il arrive que le guérisseur confectionne aussi des amulettes faites d'un morceau de peau d'animal contenant des produits naturels ayant des propriétés thérapeutiques et pouvant être portées au poignet ou au cou au moyen d'un cordon. C'est ici que se trouve l'une des origines de la confusion créée dans le domaine de la médecine traditionnelle africaine. C'est pourquoi il importe de préciser que les amulettes fabriquées par le féticheur et vendues aux profanes appelées par nos locuteurs « kùmā yò » sont des maléfices. Tandis que le guérisseur authentique a pour fonction de sauver des vies, ses amulettes sont qualifiées de « kùmā k-àjì », à plus forte raison

[57] D. Zahan, *Religion, spiritualité et pensée africaine,* Payot, 1980, p. 60

qu'il dispose des sciences occultes et des moyens mécaniques et chimiques qui lui permettent de lutter contre les forces de mal dont font partie les féticheurs et les sorciers, il ne peut pas faire du mal aux gens.

Ainsi, ce qui distingue les amulettes des féticheurs à celles des guérisseurs authentiques est que ces dernières sont des sortilèges bénéfiques, c'est à dire soignent ou préservent de certaines maladies.

Nous avons vu jusqu'ici certains rites à valeur thérapeutique qui nous font découvrir les techniques de base de la médecine africaine en pays ngàmbáye au Tchad. Nous noterons maintenant les méthodes thérapeutiques psychiques et psychosomatiques.

2. Traitements des maladies psychiques

À la notion d'expulsion du mal que l'on retrouve encore dans ce cas s'ajoutent celle de restitution et du transfert du mal sur une plante ou sur un animal comme nous l'avons vu précédemment. Ce type de traitements n'est réservé qu'au guérisseur doué expérimenté qui s'affirme dans le traitement des maladies psychiques en particulier dans la possession diabolique, c'est-à-dire la sorcellerie, l'envoûtement, la malédiction et la possession.

Nous rappelons, pour mémoire, qu'à chacune de ces maladies correspond des processus méthodologiques qui en constituent les moyens thérapeutiques aptes à guérir et à soulager ces malades.

Quelles sont les méthodes thérapeutiques utilisées chez les guérisseurs Ngàmbáyes pour traiter ces maladies ?

Ce sont l'exorcisme, le désenvoûtement et la transposition.

L'exorcisme

L'exorcisme vise à libérer ou expulser l'esprit du mal du corps qu'il possède. Voici comment se passe une séance d'exorcisme.

Lorsque se produit chez une personne une maladie étrange, un membre de la famille va chercher un guérisseur exorciste. Arrivé au chevet du malade, il fait respirer un breuvage dénonciateur à la victime ensorcelée, qui dit le nom du sorcier qui lui a jeté le sort et indique l'endroit où il habite en même temps que le lieu où l'esprit escamoté est caché. L'ensorcelé, suivi de ses parents et de ses amis, va au lieu indiqué, pour chercher son esprit. Nanti de son essence vital, le corps de la victime renaît à la vie.

Il faut souligner que l'exorcisme n'est pas propre à la société ngàmbáye. C'est une pratique vieille comme le monde. Si on ne trouve pas sa trace dans l'Ancien Testament, elle s'enracine dans les Évangiles qui rapportent de nombreux exorcismes réalisés par Jésus. Dans l'Évangile de Mathieu, l'auteur nous raconte que Jésus chasse les démons et ils lui obéissaient ; Marc nous relate dans son Évangile que Jésus menaçait les démons en leur parlant sévèrement et ils sortaient[58].

En conséquence de ce qui précède, il apparaît clairement ici que l'exorcisme se présente comme une réponse thérapeutique à la sorcellerie, ou la possession en tant que facteur psycho-pathologique en pays Ngàmbáye.

L'envoûtement

L'envoûtement est une opération magique consistant à jeter un sort à une personne à distance en utilisant de projectiles invisibles tels que des pierres, des aiguilles, des lances, de la poudre maléfique, etc. L'envoûté a de sensation de piqûre ou brûlure sur des parties du corps ; il a de fréquents maux de dos ou de tête. Bref, son système vital est perturbé. C'est alors qu'intervient le guérisseur pour libérer le malade.

La démarche du désenvoûtement est à l'opposé de l'exorcisme que nous avons analysé précédemment. En effet, le désenvoûtement consiste à extraire le mal-logé dans le corps de la victime sous forme de matière afin qu'elle reprenne possession de toutes ses facultés.

Ainsi, cette démarche thérapeutique du désenvoûtement représente la méthode psychique qui répond à l'envoûtement en tant que conception psycho-pathologique de la société ngàmbáye.

Nous venons de voir que le désenvoûtement permet au guérisseur de libérer l'homme du mal qui lui a été infligé par des ennemis qui rodent dans l'ombre afin qu'il retrouve son principe vital. Nous pouvons voir maintenant une autre méthode de libération des individus que dispose le guérisseur.

---

[58] Voir l'Évangile de Mathieu 8 : 28-34, 17 : 18, Marc 1 : 25-26, 5 : 1-20.

Le transfert du mal

Lorsqu'une maladie est attribuée à une puissance occulte, on a recours à divers procédés d'expulsion du mal dont le transfert. Nous avons déjà étudié quelques-unes de ces procédés dans le chapitre précédent.

Le mal est transmis par contact direct à un produit de consommation qui sera déposé à un endroit supposé être le lieu de séjour de génies auxquels on attribue le mal.

Du reste, cette thérapie n'est pas nouvelle ; les israélites l'utilisaient déjà quand ils étaient dans le désert. En effet, nous lisons dans le livre de Lévitique qu'Aaron a posé ses deux mains sur le bouc émissaire, confessa les péchés d'Israël sur l'animal pour l'en charger. Ensuite le renvoie dans le désert. Le bouc emporte ainsi toutes les fautes d'Israël dans le lieu désertique[59].

Faisons remarquer aussi que Jésus Christ lui-même avait appliqué la méthode qu'il fit passer les démons du corps d'un possédé dans ceux des pourceaux[60].

En pays ngàmbáye, un bouc ou un coq blanc est employé. Après les rituels, le guérisseur abandonne l'animal dans la savane arborée.

Après les traitements des maladies psychiques où nous avons abordé plusieurs méthodes d'expulsion du mal, il est intéressant de voir maintenant comment se présentent les méthodes se rapportant aux maladies psychosomatiques.

3. Traitements des maladies psychosomatiques

Sous ce paragraphe seront analysées les méthodes utilisées pour guérir ou soulager les malades psychosomatiques. Ces maladies ont souvent pour cause l'inadaptation de l'individu au système des relations sociales. Celles-ci étant affectées empêchent une personne de jouir de sa vie. Aussi, le rituel accompagnant le traitement se fait cas par cas. En effet, dans certains cas, ces maladies apparaissent par négligence aux codes moraux (adultère incestueux, usurpation d'un bien, rancune maladive, non-respect

---

[59] Bible (Lévitique 16 :21).

[60] Bible (Évangile de Mathieu 8 : 31).

aux interdits tabous) ou arrogance, insolence. Dans d'autres cas, elles apparaissent suite à la négligence des ancêtres.

Toutes ces causes ne sont pas connues par la communauté, rongent le malade comme une plaie infectée de l'intérieur, va de mal en pire. Ainsi, pour que le guérisseur soigne efficacement le malade, celui-ci doit passer à table, c'est-à-dire faire l'aveu. C'est alors que le guérisseur lui proposera un traitement approprié à sa souffrance, sa maladie ou son mal. Car la maladie dont on ne connaît pas la cause est difficile à guérir. C'est pourquoi le guérisseur met tout en œuvre pour la connaître. Entre autres pistes, il consulte les ancêtres protecteurs.

Car pareille maladie n'est pas naturelle, une cause extérieure l'a provoquée. Le malade n'a-t-il pas lui-même commis une faute qui aurait pu causer sa maladie. Un de ses amis lui aurait-il jeté un sort ?

Quand la cause de la maladie est connue, le guérisseur met en route un traitement en associant la famille et la communauté. En effet, la présence de la famille est indispensable à la guérison du malade. Cette famille n'est pas seulement constituée des personnes qui vivent dans le même enclos familial, mais aussi éloignées. C'est comme ça que la vie d'un individu est en étroite relation avec sa famille. D'autant que le ngàmbáye est toujours légion, tout ce qui arrive à l'individu arrive à la famille, et tout ce qui arrive à la famille arrive à l'individu. Du coup, quand un membre de la famille est malade, cela touche toute sa famille, mais aussi le groupe dans lequel il vit. Car « ce n'est pas à l'individu qui souffre qu'on va demander un changement pour le rétablissement de l'ordre ; c'est le groupe tout entier qui va vivre le changement dans le processus thérapeutique[61] ». C'est dans ce sens qu'intervient l'assemblée coutumière comme moyen pour remédier à la souffrance d'un des leurs. Donc cette assemblée qui d'ordinaire traite les affaires de la communauté devient curative. Présidée par les anciens du village, chaque membre de la famille prend la parole et dit : « si c'est moi qui suis l'auteur de ta maladie, à l'instant même où je parle, tu dois recouvrer ta santé ».

La parole prononcée ici devient traitement curatif.

---

[61] D. Tsokini, *Psychologie clinique et santé au Congo*, éd., L'Harmattan, Paris, 2008, p. 53.

Il importe de souligner que cette cérémonie ne peut être efficace que si la maladie a été causée par un sorcier de la famille même qui aura pris activement part à la cérémonie ; et si celui-ci n'a pas pris un antidote. Pour le cas présent, la parole revêt incontestablement une puissance dans sa formulation et dans sa profération l'agent thérapeutique.

Parler dans cette circonstance est signe de libération du malade. L'acte est certes insignifiant aux yeux du profane, mais dans la dimension mystique sa portée dépasse de loin le côté symbolique, dans la mesure où en prononçant cette parole, le sorcier se dessaisit du double invisible du malade qu'il s'était approprié. Ainsi ce double invisible une fois libéré par la parole réintègre l'infortuné. La parole rituelle permet non seulement au malade de se revitaliser, mais lui redonne de nouveau sa plénitude physique et spirituelle.

En effet, c'est toujours par la parole que se manifeste l'esprit de vie. C'est ici qu'il convient de faire remarquer la primauté de la parole sur l'œuvre de la création comme cela apparaît dans la Bible : « Dieu dit : Que la lumière soit ! Et la lumière fut[62] ». Et l'évangéliste Jean ne manque pas de prendre en compte ce cas, de manière parfaitement claire :

« Au commencement était la Parole, et la Parole était avec Dieu et la Parole était Dieu

Elle était au commencement avec Dieu. Toutes choses ont été faites par elle, et rien de ce qui a été fait n'a été fait sans elle.

En elle était la vie[63]. »

La parole intervient aussi dans le rituel de la réconciliation entre les personnes mises en cause. Ceci a lieu a l'issu de l'assemblée communautaire ou même familiale que les mises en cause prennent la parole et se demandent pardon devant les témoins. Cette parole rituelle exorcise les griefs, l'animosité et la rancœur ayant entraîné la souffrance, la maladie d'un individu. Du même coup on tire un trait sur le passé et on ouvre une nouvelle page.

Tout bien considéré, la parole thérapeutique ici vise principalement le rétablissement de la santé du malade. Elle traite

---

[62] Genèse 1 : 3.

[63] L'Évangile de Jean 1 : 1-4.

d'abord les causes des tensions ayant entraîné la maladie, avant de proposer une éventuelle phytothérapie ou un sacrifice s'il arrive que le problème touche un membre de la famille décédé. « C'est en ce sens que les médecins traditionnels se renseignaient avant tout sur les relations vécues au sein de la famille des patients, car dans la conception africaine, le mal physique est la conséquence du trouble intérieur qui perturbe toutes les relations interpersonnelles. Ces dernières ne concernent pas uniquement la famille visible, mais aussi des morts. L'harmonie avec tout l'ensemble est condition de paix et de santé. Le guérisseur informé et conscient de cela convoquera une palabre où les membres des familles et éventuellement les patients auraient l'occasion de s'exprimer sur l'atmosphère qui imprègne leur communauté. Quand, par exemple, il appert que le problème touche les membres défunts de la communauté avec qui on a encore des problèmes à régler, le médecin traditionnel leur conseillera d'aller se réconcilier avec ces morts, soit au cimetière, soit dans un lieu approprié. Cela peut se faire en apportant des dons sur la tombe et en demandant pardon ou en pardonnant au défunt concerné[64]. » Ainsi, la parole thérapeutique permet aux maladies d'ordre psychosomatique soient traitées sur le plan symbolique. Pour la raison qu'elles résultent de l'agression de l'individu par une autre personne ou par un esprit. C'est aussi pour cette raison qu'il faut traiter le malade dans le milieu qui l'a constitué et dans lequel il vit en s'inscrivant dans un rapport d'intermédiation de l'individu à la structure[65].

Si les maladies psychiques et psychosomatiques sont traitées de manière cosmique impliquant les vivants et les morts, voyons à présent comment sont traitées les maladies épidémiques.

4. Traitements des maladies épidémiques

On trouve sous ce paragraphe deux méthodes de traitements des maladies épidémiques.

– La première méthode est celle dénommée « dān yò », escorter une épidémie hors du village.

[64] Bénézet Bujo (L'abbé), *La vision africaine du monde*, Université de Fribourg, Suisse, 2018, p. 97.
[65] D. Tsokini, déjà cité, p.53.

L'expression dān yò veut dire précisément accompagner un mort dans sa dernière demeure. Par analogie de l'accompagnement d'un mort par des pleurs bruyants dans sa tombe, l'épidémie est aussi escortée dans un bruit de chant et de danse dans un lieu silencieux, froid, triste comme une tombe où on espère qu'elle ne reviendra plus.

Le terme yò dans la langue de nos locuteurs désigne à la fois la maladie et la mort. C'est un événement manifesté par un cadavre (nín) et qui signifie que quelque chose de tragique s'est passé.

Mais yò est aussi une réalité personnifiée dans la société ngàmbáye. C'est un être doué de volonté, d'émotion, de désirs et d'intelligence. Cependant, il est insaisissable, non localisé. D'où cette expression : yò njā dō kám gé tèbē gé bō njā dō kám gé tùdù gé èĺ, *la mort marche sur des feuilles fraîches et non sur des feuilles sèches* (sinon on l'entendrait et c'est pourquoi elle surprend tous les hommes).

C'est un mauvais génie envahisseur qui agit sans relâche dans son œuvre de destruction de la vie des êtres vivants. Il est infatigable. Ce qui lui a valu ce nom : Yò wà rīá èĺ, *la mort ne se repose pas*. En d'autres termes, elle ne se lasse pas facilement. Mè yò kúl èĺ, *le ventre de la mort ne vomit rien*, elle fait ventre de tout.

Elle « mange » le petit, emporte l'adulte, détruit le fœtus. Elle n'épargne personne. Autrement dit, Yò òr kèm dèū èĺ, *la mort ne fait acception de personne*.

Pour arriver à ses fins, la Mort dispose d'armes puissantes à son service, à savoir la maladie, les accidents de toutes sortes, les maléfices, les épidémies, et cetera.

Si l'on se réfère à l'un des mythes initiaux chez les Ngàmbáyes, l'auteur de la vie voulait accorder aux hommes l'immortalité, mais la mort fit son apparition dans le monde suite à la déformation par líā (le caméléon) et bàilà (le margouillat) du projet de Sú (le créateur).

Nous donnons le récit tel que nous l'avons transcrit dans notre livre : *Sú et Njaamgodo- Contes ngàmbáye du Tchad,* 2010.

« Un jour Sú- le créateur a chargé líā- le caméléon d'aller dire à la Mort que :

– Les hommes mourront et ressusciteront, la lune mourra et mourra pour toujours.

Lorsque Sú parla ainsi au caméléon, Bàilà- le margouillat qui se tenait non loin de là entendit le message. Le caméléon partit. Le margouillat se leva, courut, dépassa le caméléon et arriva le premier chez la Mort. Il lui dit :

– Écoute bien ce message. Sú m'envoie te dire que les hommes mourront et mourront pour toujours. La lune mourra et ressuscitera.

Le caméléon très lent, arriva au village de la Mort bien longtemps après le margouillat. Il lui dit :

– Sú m'envoie te dire que les hommes mourront et ressusciteront, que la lune mourra et mourra pour toujours.

La Mort dit au caméléon :

– Menteur, le margouillat m'a déjà dit de la part de Sú que ce sont les hommes qui mourront et mourront pour toujours et la lune mourra et ressuscitera.

La Mort congédia le caméléon. C'est donc à cause de cela que les hommes meurent pour toujours et la lune meurt et ressuscite. »

Il n'est donc pas étonnant de voir la place qu'occupe la lutte contre les armes de la Mort, à savoir les maladies, les accidents de toutes sortes, les maléfices, les épidémies, dans la société ngàmbáye.

Ainsi, lorsqu'une épidémie (yò ndàg appelée aussi yò k-òsō) assaille beaucoup de monde tel que la méningite (yò ndàg) ou la peste équine (bòn lè kùndàjē) tout le village sort, muni d'instruments de musique, parcourt les ruelles du village chante, danse, hurle, hue la maladie en question dans un brouhaha indescriptible jusqu'à la lisière du village.

De cette façon, il chasse hors du village l'auteur de cette épidémie et avec lui son épidémie. Ce rite est différent de celui que nous allons examiner à présent.

– L'exhumation des objets maléfiques

Ce rite s'apparente à la méthode de désenvoûtement d'un corps étranger du corps humain que nous avons analysé plus haut, parce qu'il s'agit d'exhumer du sol de la place publique, devant un enclos familial ou d'un champ un objet maléfique enfoui par des sorciers pour nuire.

Cet objet enfoui serait la cause des maladies épidémiques à répétition dans le village, qui se traduirait par une forte mortalité de la population.

Il va sans dire qu'il n'est pas donné à n'importe quel individu de détecter des objets maléfiques enfouis sous terre. Seuls les guérisseurs détectives le peuvent.

Ainsi, la recherche et l'exhumation de ces objets chargés de forces maléfiques sont confiés à un guérisseur détective expérimenté et clairvoyant. Par sa clairvoyance, il arrive à localiser l'endroit où est enterré l'objet maléfique et à le déterrer.

Notons par ailleurs que pour nuire son ennemi potentiel on va déféquer devant son enclos familial. Vu que nos locuteurs croyaient à la puissance d'un sort jeté, souvent ils en mourraient. Ce geste constitue la plus grave des injures qu'on peut proférer.

Tels sont, dans leur ensemble, les différents aspects de l'expulsion du mal qui joue un grand rôle dans la thérapeutique ngàmbáye. Ils nous permettent de mieux comprendre les pratiques et les traitements pour combattre les différentes maladies sans revenir sur celles que nous avons déjà examinées.

IX. Les différentes maladies

La fièvre (rō-núngā)

La grande fièvre (rō-núngā pídē pídē) est soignée avec une décoction des fruits de tamarin.

Les maux des yeux (kèm- lìbì-dùndà)

La conjonctive (kèmkòn) avec taies sur la prunelle est soignée avec un collyre préparé à partir des plantes médicinales pilées et tamisées qu'on met sur la face interne des paupières. Cette pratique ne peut se faire que par une personne particulièrement chevronnée.

Kèm-tìl appelé aussi kèm-lìbì-ndùndā est l'un des maux des yeux les plus invalidants qu'il soit parce que le malade ne voit pas du tout la nuit, ses yeux sont couverts de voile appelé kìndō-kèm. Cette maladie reçoit le même traitement que précédemment.

Lorsqu'une poussière (kòr) entre dans l'œil, il faut que quelqu'un y souffle pour l'enlever.

L'irritation des yeux due à la fumée est soulagée par le lavage de la figure avec de l'eau pure.

Contre l'orgelet (nè-kùbà), il n'y a aucun traitement.

Les maux de tête (dò tō)

La migraine (dò tèl) est soignée par une mixture médicamenteuse qu'on applique au front après avoir fait des incisions.

Les maux de dents (kùrngāng)

Contre tous les maux de dents, on se brosse les dents préventivement régulièrement avec un bâtonnet à curer appelé kùmā [Parinari curatellifolia] dont ses vertus et ses propriétés sont nombreuses. Outre le fait qu'il soit anti-carie, il est aussi anti-bactériennes, anti-maladies parodontales et anti-fongiques. Il faut encourager la population a continué à utiliser cette plante que la nature nous a gracieusement donnée pour se brosser les dents. N'est-ce pas ce que les anciens disent dans cette phrase :

Ùsù gāngí àré ndà jól-jól.

Brosse tes dents afin qu'elles deviennent blanches.

Il importe de dire et de répéter que la nature nous soigne et nous nourrit qu'il faut en prendre soin. Autrement dit, nous avons intérêt à la protéger pour notre survie. Les premières victimes du changement climatique ce sont les petites gens du peuple. Il nous paraît fondamental que notre attention soit attirée sur le danger qui menace les plantes médicinales en pays ngàmbáye afin que nous prenions des mesures pour qu'elles ne disparaissent pas comme nos cours d'eau, nos marigots et nos rivières qui nous fournissaient des poissons. Quand on sait qu'une grande partie de la population ngàmbáye a recours à la médecine traditionnelle pour se soigner, nous devons impérativement protéger notre environnement. Le changement climatique n'est pas un mythe. C'est une réalité qui fait disparaître sous nos yeux certaines de nos plantes médicinales. De ce point de vue, il serait hautement souhaitable que soient créés des jardins des plantes médicinales pour sauvegarder ce qui peut l'être. Nous en appelons aux chefs de canton de prendre des mesures nécessaires pour réaliser ces jardins. Il en va de la vie du peuple. La vitalité du chef ce sont les personnes qu'il dirige.

C'est ce qui est dit dans ces proverbes édictés par nos ancêtres :

Mbáye ōn wàlà èĺ.

Le chef ne commande pas la brousse.

Le chef commande des sujets. Si pour une raison où une autre la population meurt, il n'aura plus personne à commander dans un village vide de ses habitants.

Un Français dirait : « Qui veut aller loin ménage sa Monture » (Proverbe).

Mból-dò ndī bà tàl ùà né :

C'est grâce à la pluie que la rosée se produit.

Autrement dit la force, la vitalité et la richesse du chef c'est le peuple. Si le peuple périt, il n'y a plus de pouvoir pour le chef.

N'attendez plus. Il y a péril en la demeure. Lorsqu'il s'agit de sauver des vies, négliger d'agir est une faute impardonnable, surtout pour un décideur.

Nous parlons des plantes, mais nous pouvons dire autant pour les animaux dont nous constatons malheureusement la disparition progressive d'abord du fait de la chasse. La deuxième raison est la destruction de leurs habitats naturels. La troisième raison est due au réchauffement climatique qui modifie lui aussi les habitats naturels. Les cours d'eau, les marigots, les rivières sont asséchés entraînant la mort des poissons et autres animaux qui ne trouvent plus de point d'eau pour se désaltérer. Nous avons déjà évoqué cette situation dans notre livre : *La nutrition au Tchad. Alimentation, produits locaux et recettes*, éd. L'harmattan, 2022 et esquissé quelques propositions qu'on peut mettre en œuvre. Nous avons un devoir moral, une obligation d'agir pour sauvegarder notre système de santé traditionnel.

Après cette digression sur la nature, revenons sur les différentes maladies que nous sommes en train d'examiner.

Pour apaiser des névralgies dentaires appelées aussi maladies des gencives (kàr-kāgē) on fait une décoction de plante médicinale qu'on garde dans la bouche le temps qu'il faut sans l'avaler puis on crache. On complète ce traitement par des fumigations faites avec des racines et des feuilles médicinales.

Quand on souffre d'une dent gâtée, on suit le même traitement que précédemment.

Lorsqu'on se fait arracher une dent (òr gāng), on y met un peu de graisse et l'on prend soin de jeter du sel sur le sang qu'on vient de cracher de peur qu'un chien ne l'avale et devient victime des mauvais esprits qu'on éloigne de cette façon. Et si on n'a pas du sel à portée de la main, on le couvre de sable.

Les maux de bouche

Contre les maux de bouche, on se rince la bouche avec de l'eau simplement, ou on mâche le bâton à brosse à dents préventivement assez régulièrement.

Les refroidissements (kūl àndē rō...)

Le mal de gorge est soigné de la même façon que le rhume.

Quand on a le torticolis on fait appel à une personne gauchère vraiment expérimentée qui d'un geste tord le cou et le remet en place.

L'amygdale chez les enfants est opérée par une personne expérimentée et soignée de la même façon que le rhume.

Les maladies de peau et éruptions

Contre le vitiligo (táiyá) il n'y a pas de traitement spécifique. Toutefois, on recommande au malade de ne pas s'exposer très longtemps au soleil. Il lui est interdit de manger certains mets.

Contre les verrues (tèm) il n'y a aucun traitement.

On connaît différents types d'abcès (né-kùbà) qu'on les soigne tous avec bòldòdīn parmi lesquels :

– Petit abcès sous-cutané (dàbè) sur lequel on applique bòldòdīn jusqu'à ce qu'il mûrisse. Si l'abcès ne se crève pas vite, on l'ouvre avec un poinçon en fer (dù) pour le vider. Après quoi, on enduit de graisse pour que les croûtes (góngē) se détachent aisément.

– L'abcès sous l'aisselle appelé sémòdèkèm reçoit le même traitement que précédemment.

Sur la cicatrice (tòr dò) et l'œdème (gùĺ), on met de la graisse.

Contre les boutons (né tìlā rō), on les enduit de graisse.

Lorsqu'on a une écharde (né ùl) on essaie de l'enlever et si on ne parvient pas on applique de l'huile de karité fondue jusqu'à ce qu'elle mûrisse, ensuite on l'enlève.

Les pieds hydropiques ou éléphantiasis (kōr-mbā-bìrí appelés aussi kōr-mbā dìndìrí parce que le malade ne sent pas ses pieds) ne sont traités que par les rites magiques.

Contre les glandes de l'aine gonflées (kōr-mbā dò-kùndà) il n'y a aucun traitement. Seul le repos est prescrit.

Les maladies contagieuses

La variole (múndákōrō) est une des maladies contagieuses les plus redoutées, parce que son évolution est rapide. Elle passe très vite le stade des boutons, des vésicules et des pustules dont la cicatrisation laisse des marques indélébiles sur le corps.

Pour que les croûtes se détachent facilement on les enduit de beurre de karité fondu.

La variole comme toute maladie épidémique, lorsqu'elle apparaît on a surtout recours au rite magico-religieux.

Lorsqu'un malade meurt, la natte sur laquelle il a été transporté au cimetière est brûlée ainsi que ses affaires. Les survivants déménagent pour habiter dans un autre endroit.

La méningite (yò-ndàg) n'est traitée que par les rites magiques.

La varicelle múndákōrō Garoua) est traitée comme la variole.

La rougeole (bèrmès) est traitée comme précédemment.

Contre les oreillons, on applique sur le cou la boue du nid de guêpe maçonne.

Contre la coqueluche (lèl wúú), on donne à manger au malade la chair de lézard à tête rouge.

La tuberculeuse est soignée de la même façon que la coqueluche.

La syphilis (wán) est soignée avec la décoction des racines de tàŕ-būrū [Indigofera garckena] que l'on boit.

Toute personne atteinte de la maladie vénérienne appelée bájàl suit le même traitement que la syphilis.

Toute personne atteinte de la lèpre (bānjī) était soignée hors du village dans un hameau qui leur est réservé par une personne âgée. On peut encore voir les vestiges de ce hameau entre Mbikou et Komé, mais aussi à la sortie de Bébidja direction Doba.

Comme pour toute maladie à éruption le malade ne doit pas manger le poisson-chat à tête aplatie appelé (dùā) [Bagrus bayard].

Les maladies intestinales et gastro-intestinales

Les coliques (né-kwà-ùr) chez les enfants sont dues, dit-on, à des crises de croissance que l'on combat par des moyens appropriés.

Les douleurs intestinales portent le nom de né-bírī-ùr chez l'adulte sont soignées soit avec les racines de àlàlà, arbre de la famille des acacias, non identifié ou de dàā [Sterculia setigera].

Les crampes d'estomac appelées mé-pél sont soignées kàdēkólé [Flacourtia flaverscens] ou par l'écorce de mbàgē, caïlcedra, [Khaya senegalensis] qu'on réduit en poudre qu'on met dans une boisson et on boit.

On arrête le vomissement (tōmé) chez les jeunes enfants en donnant à boire une décoction des racines de kìnglèbā/gáwā [cassia occidentalis].

Autres maladies de l'appareil digestif

L'ictère (kém-kàsé) est soigné avec une décoction des racines de kám-ndà [Guiera senegalensis] que l'on boit.

La bilharziose est traitée avec une décoction des racines de gérgéndē (hysope) [flagellaris].

Les douleurs articulaires

Contre le rhumatisme articulaire appelé ngàgūr et les varices (kì) on utilise les fruits de dòhōdúl, caprier, [capparis spinosa] comme décrit plus haut.

Contre la paralysie (yò-ndàg) seuls les traitements magiques sont utilisés.

Contre la douleur due à un excès de travail (nàmā) seul le repos est recommandé.

Les maladies parasitaires

Pour combattre la teigne (ngèr), on rase tout d'abord la tête du malade puis on enduit avec les noix de karité criées et réduit en pâte dans laquelle on incorpore les plantes médicinales.

Maladies de carence

Le rachitisme appelé ngōn est traité par un bain chaud dans laquelle on fait bouillir les feuilles de caroubier (kám móng) [Piliostingma thomingii] en prenant soin d'appliquer sur tout le corps du rachitique de l'huile de karité. On le masse ensuite les reins, les poignets, la cheville et la tête. D'autre part on le fait manger de poisson gras.

Maladies diverses et accidents

Pour les maladies nerveuses, le traitement de l'épilepsie (yò dìmsìl[66]) et de la folie (wèī) sont soignées par de rite magico-religieux. Dans le cas de la folie furieuse (njè-wèī), la famille attache le malade à un tronc d'arbre dans la cour de l'enclos familial dans son environnement pour éviter qu'il ne divague dans les rues et ne violente la population. Ainsi, la société villageoise est préservée.

Contre le mutisme on ne connaît que le rite magico-religieux.

Pour arrêter une hémorragie nasale (mésē àīn èm... gé), on se penche légèrement vers devant et on pince le nez jusqu'à ce que l'hémorragie s'arrête.

Le goitre (kàn) est assez rare, on ne connaît qu'une forme moins évolutive d'hypertrophie thyroïdienne ; à ce stade on n'observe aucun traitement. Par mesure préventive on recommande de manger le sel iodé ou sel de mer.

Dans tous les cas d'empoisonnement (yèl) on donne à boire de l'anti-poisson.

Contre les piqûres de serpent, on dispose de plusieurs remèdes très efficaces pour soigner la victime. Une des méthodes pour soulager la victime est que le praticien incise la piqûre et aspire le venin après avoir mis dans la bouche l'anti-venin.

Les piqûres des abeilles, on enlève d'abord les aiguillons et on applique la graisse dessus.

On ne soigne pas les piqûres de scorpion ni celles des fourmis.

Une fracture est toujours soudée par le praticien traitant des os, comme nous l'avons décrit plus haut.

Les déviations osseuses généralement congénitales sont soignées par le praticien des os de façon suivante : il fait des excisions sur la partie à corriger où il applique des onguents connus de lui seul puis il masse avec l'eau chaude et l'huile.

---

[66] Yò-dìmsìl est dans l'imaginaire des ngàmbáye donnée par une espèce de lézard nommée dìmsìl. C'est ainsi que cette maladie nerveuse est synonyme de « dìmsìl ».

Une foulure est simplement massée avec de l'eau chaude.

Sur une brûlure (dò-pèr) on met de l'huile et de la suie, du jus de feuilles médicinales pilées, la poudre de ces feuilles pillées.

Quand on se blesse au pied avec une souche d'arbre (dùbū kāgē) ou une pierre (mbàl) on met aussitôt sur la plaie la sève (bòdè-kāgē) et plus tard de l'huile (ùbū) pour qu'elle ne fasse pas mal.

Sur les écorchures on met simplement de la graisse.

Lorsque des ampoules apparaissent aux pieds après une longue marche, on les badigeonne d'huile lorsqu'elles éclatent.

Les gerçures (gòl tán) et les crevasses (rō tán) sont recouvertes simplement de corps gras.

Des ampoules, lorsqu'elles éclatent, on les badigeonne de l'huile.

Toute personne qui a le hoquet se fait pincer le nez jusqu'au premier signe de l'étouffement et le hoquet part.

Lorsqu'un enfant a le hoquet (jígímál), sa mère lui donne de l'eau fraîche (màń gé kūl) à boire à petites gorgées jusqu'à ce que le hoquet s'arrête.

Pour faire disparaître un fourmillement (sùlúlū) dans les jambes, on se tapote les mollets avec le bout des doigts quelques minutes et il part.

Lorsqu'un engourdissement (yòmēgéré) s'empare des membres inférieurs dû à un arrêt de circulation de sang, on tape les pieds par terre ou on se tapote les cuisses avec la main pour le dégourdir.

Le même traitement est employé contre la contraction musculaire appelée (yò-bísī).

Nous allons à présent voir comment la médecine africaine en pays ngàmbáye organise-t-elle la prévention contre certaines maladies.

X. La prévention médicale

La notion de prévention médicale est assez complexe et peut se définir sous plusieurs aspects, mais pour ne pas nous perdre dans les méandres de ces définitions nous retenons celle qui est la plus approuvée de la médecine africaine, celle donnée par l'Organisation Mondiale de la Santé (OMS) en 1948, selon laquelle « la prévention est l'ensemble des mesures visant à éviter ou à réduire le nombre et la gravité des maladies, des accidents et des handicaps[66] ».

Trois types de préventions sont à distinguer à partir de cette définition dans la médecine africaine en pays ngàmbáye.

1. Prévention contre la maladie générale

Pour diminuer l'incidence d'une maladie dans le groupe et ainsi réduire, autant que faire se peut, les risques d'apparition de nouveaux cas, on porte une amulette protectrice appelée dò mōng. « Sont par conséquent prises en compte à ce stade de la prévention les conduites individuelles à risque, comme les risques en termes environnementaux ou sociaux[67]. » De ce point de vue, on peut noter l'interdiction tabou. Désobéir à l'interdiction tabou, c'est s'exposer au malheur. C'est pourquoi on s'y soumet de manière scrupuleuse sous peine d'être victime d'une maladie[68].

Dans ce volet de la prévention de la maladie générale on note aussi l'emploi des baguettes de bèyíl, plante genre citronnelle, pour les toits à couverture de chaume, et dont l'odeur chasse les moustiques des maisons.

On cultive l'oignon-fétiche (básàr) aux abords des enclos familiaux pour éloigner les insectes et autres bestiaux des maisons. On fait de même avec le tàŕ [Cissus quadrngularis], une plante rampante, pour son odeur qui repousse les serpents des enclos familiaux.

Tàŕ est aussi perçu comme le symbole de la protection des personnes et des biens d'autant qu'il permet, par son pouvoir magique, de rendre invisible un habitat. La personne, animée par des intentions maléfiques ou nuisibles et agissant dans la pénombre, à l'approche de cette habitation, se retrouve tout à coup

---

[66] La prévention selon l'OMS cité d'après *Le Rapport Flajolet, Annexe 1 la prévention, définitions et comparaison*, sur le site https:://santé.gouv.fr/IMG/PDF/annexs. PDF.

[67] D. Flajolet, déjà cité.

[68] Pour plus de détail sur l'interdiction tabou, voir notre ouvrage : *Tabous, totems et magie dans la société ngàmbáye du Tchad,* éd. L'Harmattan, Paris, 2020.

devant un obstacle insurmontable. Elle renonce après plusieurs tentatives infructueuses, sans succès.

Les hommes qui se préparent pour aller à la chasse au filet doivent se retrouver à la veuille, confesser nécessairement leurs fautes en employant pour ce rite une herbe rampante qu'on appelle délém. Par ailleurs ils ne doivent manger ni de la viande de chèvre ni du miel. Ceci pour se purifier. Car au cours de la chasse, des accidents parfois mortels arrivent. C'est aussi l'occasion pour eux d'invoquer une divinité appelée kōr pour leurs parties et exploits de chasse.

2. La prévention contre les maladies psychiques

Les formes de la prévention contre les maladies psychiques sont multiples. Elles ont pour but soit de neutraliser l'auteur du mal, soit d'esquiver le mal même. C'est ainsi, par exemple, qu'on doit s'abstenir de faire pleurer un enfant pendant la nuit au risque que les démons (ndíljē gé yèr) « prennent sa voix » pour le faire mourir. Il en est de même, lorsque quelqu'un va déterrer un pied d'arachide ou de manioc dans un autre champ que le sien, il dame l'endroit avec son pied en vue de prévenir le propriétaire qui le reconnaîtra par ses empreintes de pieds laissées par terre. Sinon le propriétaire du champ lui fera jeter un sort et il mourra.

Certaines variétés de gui (tém) [Tapinantus] sont utilisées dans la prévention des maladies psychiques.

3. La prévention contre les maladies psychosomatiques

Cette prévention recouvre les actes destinés à agir au tout début de l'apparition du trouble ou de la pathologie afin de s'opposer à son évolution ou encore pour faire disparaître les facteurs de risques.

En fait, il n'existe pas une formule établie à l'avance pour chaque maladie psychosomatique tant les origines de ces pathologies psychosomatiques sont nombreuses. Seuls les interdits moraux et religieux de tabou garantissent la prévention de ces cas.

XI. Salaire

Le guérisseur recevait des honoraires proportionnés à ses services. C'était un bienfaiteur que les gens simples rétribuent comme ils peuvent. Les prix varient depuis le poulet jusqu'à la chèvre. Pour certains quelques épis de mil suffisent. Pour d'autres, il faut offrir trois à cinq bāl [69], un poulet ; les cas extraordinaires peuvent exiger un cabri. Pour d'autres encore, ils se contentent de les faire travailler dans leurs champs. Bref, le mode de rémunération est basé sur l'économie de troc qui valorise plus la personne que l'argent. Selon l'expression consacrée, le malade donne au guérisseur un cadeau.

Il est facile de se moquer de la cupidité des tradi-thérapeutes ; admirons plutôt la grande considération et l'universelle reconnaissance dont ils font l'objet. Ils sont vraiment les gonds autour desquels pivotait la vie sociale et religieuse du Ngàmbáye.

---

[69] Bāl : monnaie ancienne forgée appelée improprement « barre de fer » par les colonisateurs. Elle mesure 40 cm de longueur.

Conclusion générale

Le moment nous parait venu de conclure. Certes beaucoup de choses resteraient à dire qui nous conduirait vers les aspects particuliers de la médecine originelle africaine : les mesures précises des organes pour la préparation des recettes, le temps de la préparation, la posologie des médicaments à absorber, la dose des médicaments à prescrire. Et la liste pourrait s'allonger encore, tant il est vrai qu'on peut spécifier à l'infini.

Cependant, nous avons tenu à garder l'allure d'un manuel de plaidoirie pour la valorisation de la médecine traditionnelle et donc une structure d'ensemble, mais qui n'entend pas courir le risque de fournir des formules et manières de préparer un remède.

Sur la base de cette méthode générale, il appartient à chacun d'explorer seul ou en groupe les pistes ouvertes. Ainsi, il découvrira par lui-même le secret thérapeutique de la médecine traditionnelle africaine ; de cette façon, il contribuera à la réhabiliter et protéger des fâcheuses tendances qui la maintiennent au rang d'une médecine charlatanesque.

Il faut agir ! « Nous sommes nés pour agir, [70] » disait Montaigne. Il est grand temps d'enrayer la trop grande dévalorisation de la médecine traditionnelle africaine pour qu'elle soigne à visage découvert et non dans la semi-clandestinité comme ce fut le cas encore de nos jours en pays ngàmbáye.

Certes, il y a des actions faites en sa faveur qu'il faut saluer, mais on peut encore mieux faire.

---

[70] Michel de Montaigne, cité d'après *Le Dictionnaire Petit Robert,* 1993, p. 49.

Pour fonctionner correctement, la médecine traditionnelle a besoin d'un cadre juridique pour ne pas être assimilée au charlatan, au magicien, ou que sais-je encore. Il faut dire et répéter que la grande majorité des guérisseurs est constituée des gens compétents, sincères et dévoués qui font leur travail avec professionnalisme et passion. Non ! Ce ne sont ni des magiciens, ni des charlatans, ni des sorciers.

Tout bien considéré, sans prétention d'aucune, il convient de dire que le guérisseur est un bienfaiteur de l'homme par ses pratiques ancestrales de soins qui prennent en compte toutes les dimensions de la vie humaine, à savoir physique, psychique, spirituel et social. Par ses traitements cosmo-socio-psycholothérapeutiques, il allège les terreurs qui inspirent les forces occultes de la nature, le plus souvent cachées, mais qui selon le vieil adage « ce qui vit doit agir », capable de devenir agressives et dangereuses. Pour cela, il protège ses patients d'amulettes pour les prémunir, se sert de sa maîtrise des secrets pour guérir, ou au moins pour atténuer les maux physiques et spirituels dont ils souffrent. Par suite, il rétablit l'harmonie et réinstalle son patient à la place qui est le sien avant sa maladie, dans l'ordre cosmique et humain qui doit être le sien. Il amène le changement que le patient désire et que la cruelle destinée lui a refusé ; de plus, il dévoile les mystères que cache l'avenir. Le pouvoir qui lui est reconnu par ses semblables au sein du groupe lui confère l'autorité voulue pour désigner les sorciers, apaiser les ancêtres, les génies, et tenter de résoudre les conflits sociaux. Ce faisant, le guérisseur passe pour être un régulateur de l'ordre ainsi que des relations sociales dans la société ngàmbáye[71].

En vérité, le grand problème fondamental pour le devenir de la médecine africaine en pays ngàmbáye, qui n'est pas possible de passer sous silence, est celui de la transmission de ce savoir médical ancestral à toute personne qui souhaite l'apprendre, et qui se sent appeler à soigner et/ou soulager les malades. Il est vrai que certains pays d'Afrique noire ont commencé à enseigner cette médecine originale à tradition africaine dans les facultés de médecine officielle, mais nous craignons que cet enseignement ne

---

[71] R. Mavoungou Pambou, *Proverbes et dictons de Loango en Afrique centrale : langue, culture et société*, déjà cité, p.75.

concerne que l'usage des plantes médicinales. Ce qui conforterait les adversaires de la médecine traditionnelle que les guérisseurs sont des herboristes. La médecine traditionnelle africaine se repose sur quatre pieds, à savoir :

– Les produits de base qui sont les plantes,
– Les médicaments à base de parties d'animaux,
– Les minerais,
– Les traitements magico-religieux.

Étant donné que les trois derniers savoirs de cette médecine ne sont abordables que par initiation, leur inaccessibilité peut donner lieu à une formation bancale. Or, la médecine originale à tradition africaine est au contraire une médecine totale qui s'adresse à l'homme total et non hybride. Parce qu'elle est avant tout attentive à l'individualité du malade, à l'étroite interaction du physique, psychique, spirituelle et environnementale, car elle a pour visée l'équilibre général du patient et son autodéfense qu'elle ne saurait acceptée une formation incomplète. D'autant que la lecture des études nous a permis de voir que les soins de santé modernes restent limités à une infime minorité des populations, tandis que la majorité, pour des raisons d'éloignement et de tarif des services reste largement tributaire de la médecine traditionnelle pour se soigner. Ce qui veut dire que le rôle du guérisseur est très important dans la société africaine en générale et en pays ngàmbáye en particulier.

En effet, la couverture sanitaire en pays ngàmbáye s'avère insuffisante pour assurer un état de santé décent aux populations. Les quelques rares dispensaires confessionnels des campagnes sont fermés faute de fonds de roulement. Il serait souhaitable que les guérisseurs ouvrent leurs bras pour accueillir des jeunes désireux de se former à ce métier. Ce serait dommage qu'ils disparaissent avec leurs savoirs et savoir-faire comme ce fut le cas.

Dans les facultés de médecine officielle, il est désirable que cet enseignement ne soit pas obligatoire, mais comme un certificat spécial délivré après des études complémentaires sérieuses sous la direction d'une guérisseuse ou d'un guérisseur doué expérimenté dont la valeur est reconnue ; nous estimons la durée de ces études à trois ans.

Car la formation rigoureuse des praticiens traditionnels est indispensable pour assurer la sauvegarde de la médecine originelle à traditions africaines. Ramener la médecine traditionnelle à un recueil de recettes approximatives et l'obliger à entrer dans les cadres de la médecine officielle, c'est la prohiber. Sa situation serait pire que pendant la colonisation. La médecine traditionnelle ne peut être valablement pratiquée que par un guérisseur bien formé et relativement stable, qui sait écouter sans amateurisme, avec sérieux et rigueur. Son écoute doit être une écoute attentive et active pour comprendre son interlocuteur. « Ces qualités ne sont ni acquises ni données une fois pour toutes[72]. » D'autant que la médecine africaine est une médecine exigeante qui demande un effort d'adaptation constante. En effet, les pratiques médicales traditionnelles ne sont pas immuables ni statiques. C'est pourquoi le guérisseur doit être apte à soigner les causes réelles de la maladie et non seulement les symptômes et les effets du mal. Raison pour laquelle, il doit être courageux, stable, rigoureux, bienfaisant et savoir garder le secret des faits confidentiels appris au cours de ses consultations et les traitements. Cette obligation de secret couvre non seulement les consultations et les soins médicaux qu'il est amené à prodiguer, mais aussi ce qu'il a accidentellement observé, ou deviné dans l'exercice de sa fonction. Cette obligation de secret se poursuit dans le temps, jusqu'à sa mort. Nul ne peut l'obliger à divulguer un secret, une nouvelle connue de lui. Le guérisseur est le gond de la vie sociale où tourne la vie des individus, des familles et de la communauté villageoise. Briser cette obligation, c'est semer la zizanie et rompre les liens qui les unissaient. Il va de soi que certaines situations sont litigieuses. Prenons le cas d'un sorcier accusé d'être l'auteur d'un décès dans une famille qui nie le fait devant ses accusateurs, mais en consultation chez le guérisseur il avoue être l'auteur de ce décès, mais que c'est irréparable. Le guérisseur prend acte de son aveu, le soigne, mais ne le dénonce pas. Il a mesuré les risques d'une telle dénonciation et l'assume, ne cède pas à la facilité. C'est un artisan de paix dans toute l'acception du terme et non de division. C'est pourquoi ce qui lui est confié en secret, doit rester en secret quelle que soit la situation qui se présente devant lui, de peur qu'il ne cause des divisions parmi les membres de la communauté villageoise, les familles, et ainsi entraîner leur ruine.

[72] J. Ansaldi, *Le dialogue pastoral,* éd. Labor et Fides, Genève (Suisse), 1986, p.152.

Bref, il doit prendre garde de ne pas porter à la connaissance du public les secrets qu'il détient. Il doit avoir constamment devant les yeux ce dicton : « Garde-le pour toi ».

Comme il est écrit :

« Pour toi, quand tu fais l'aumône, que ta main gauche ignore ce que fait ta main droite afin que ton aumône reste dans le secret.[73] »

Et encore :

« Garde-toi de ne parler de cela à personne.[74] »

Nous croyons qu'il faut étendre la portée de ces paroles à :

– La mémoire du guérisseur. Nous vivons dans un monde où la tentation est grande de « se faire un nom » au moyen du vedettariat par la divulgation de confidences d'autrui. Mais le guérisseur ne doit pas céder à cette tentative. Il ne doit jamais divulguer les secrets qu'il détient. Seul le jeûne de la parole peut l'aider sur cette voie.

– L'œil et l'oreille, non pas oublient, mais savent comme ne sachant pas ; ce comme implique ici, non pas un semblant, mais bel et bien une réalité.

La marginalisation de la médecine traditionnelle en pays ngàmbáye se révèle comme un facteur de diverses perturbations d'ordre mental et spirituel. La nature a horreur du vide. Il nous semblait important de la valoriser et lui donner sa lettre de noblesse, parce que c'est une médecine constituée par l'imbrication du social, du culturel et de la thérapeutique. Ces trois dimensions sont inséparables. C'est une médecine de proximité qui soigne, qui pratique la prévention qu'il ne faut pas la reléguer au rang d'une médecine démoniaque. Les guérisseurs sont des personnes sérieuses, bien intentionnées qui pratiquent leur métier avec dévouement. Ils ne parlent peut-être pas la langue de Molière ou de Shakespeare ou de Goethe, mais Dieu ne choisit-il pas « les choses folles du monde pour sauver les sages. » Ce sont les intendants du savoir ancestral. Ils n'ont aucun lien avec les démons comme prétendent encore certaines sociétés des missions et églises chrétiennes. Cette position empêche leurs membres d'accéder au soin de la médecine traditionnelle et au métier de praticien

[73] Matthieu 6 : 3-4.
[74] Matthieu 8 :4.

traditionnel. Et pourtant le christianisme est une religion du salut de l'homme, il devrait s'ouvrir à la médecine originelle à tradition africaine et favoriser tout ce qui contribue au salut de l'homme. La présence du guérisseur dans la société est salutaire et bienfaisante aux populations, car il est souvent consulté pour des actes de la vie ordinaire. Le thérapeute traditionnel non seulement il soigne l'homme, mais il joue aussi un rôle majeur dans la vie villageoise. Ainsi, il détient les clés de l'ordre social. Raison pour laquelle nous écrivons ce livre pour plaider sa cause. Aux gouvernants, nous disons : Donnez-lui un cadre juridique et des codes de conduites pour qu'il pratique son métier à visage découvert. Ceci d'autant que l'Organisation Mondiale de la Santé (OMS) dans sa déclaration de Béinjing (Chine) en 2008 qui a entériné celle d'Ama-Ata (Genève-Suisse) en 1978 a reconnu le rôle de la médecine traditionnelle dans les soins de santé primaires. Cette déclaration réaffirme clairement l'obligation de considérer ses pratiques comme une chose qui « devrait être respectée, préservée et diffusée largement en fonction de la situation de chaque pays » ; elle affirme de nouveau la responsabilité de chaque gouvernement en les appelant à « garantir l'usage approprié, sûr et efficace de la médecine traditionnelle » au moyen de politique, de réglementation et de normes adéquates.

Certes, la médecine traditionnelle est profondément enracinée dans la culture africaine depuis des générations. Cependant l'Organisation Mondiale de la Santé invite instamment les gouvernants à garantir sa sûreté, son efficacité dans la mesure où elle demande à être respectée, préservée et promue en tant que médecine.

Il appartient ainsi donc au gouvernement de mettre en place un cadre réglementaire pour l'exercice et l'organisation de la médecine traditionnelle africaine en pays ngàmbáye.

Ce présent livre n'a d'autre but que de contribuer à la valorisation de la médecine originelle à tradition africaine.

Annexes

Annexe 1. Les expressions en ngàmbáye-français sur la santé, la maladie

1. Pour exprimer son état de santé

a. Quand tout va bien :

Rōḿ ìn kéng-kéng : je suis en bonne forme
Rōḿ ìdì lùgùgù-lùgùgù : j'ai une santé florissante.

On dit aussi :
Rōḿ tò ndèbè-ndèbè : je me porte bien
Rōḿ kìlà kàdè : je suis bien portant
Ḿ-sì kárī béi : je suis en bonne santé
Ḿ-sì lápíà : je suis en bonne santé

REM :

– lápíà est un mot d'origine arabe qui veut dire aussi salutation.

– en ngàmbáye, la langue de l'ethnie qui nous occupe, il n'y a donc pas un mot qui désigne la santé en tant que telle.

De ce fait, l'état de santé, bon ou mauvais, d'une personne se traduit toujours par les formules d'usage entre deux personnes.

Par conséquent, la notion de « bonne santé » chez les Ngàmbáyes est conçue comme le bien-être physique, mental et social intégré à l'harmonie existant entre divers aspects objectifs du corps physique et les aspects subjectifs de l'homme.

En revanche, la rupture de cette harmonie est ressentie douloureusement par le corps. Nos locuteurs ont trois termes pour désigner cela : mèin (maladie), rōkòn (litt. : le corps qui peine, Fr : la maladie), rōtō (litt. : le corps qui ressent la douleur, Fr : la maladie).

b. Quand on ne va pas bien :

Bògēnē rō-ḿ ùà lò tō : aujourd'hui, je suis bien fatigué.

Mè-ḿ pèl pél-pél : j'ai des crampes à l'estomac.

Ngōn rā ríá yààn : l'enfant est constamment malade.

Rō déné té-é àsè tàmē : la femme est bien malade.

Rō-ḿ tó-ḿ àḿ m-sì jùgùm : je suis malade ; je suis abattu.

Rō-ḿ yān màré/ Rōḿ tōḿ/ Rōḿ rāḿ : je souffre terriblement ; tout mon corps me fait mal.

Rō-ḿ yīl tò gé màn bé : ma force s'en va comme l'eau qui s'écoule, je ne me tiens plus debout.

Rōkòn àl-ḿ kāgē : je souffre terriblement.

Yò rā-ḿ yàán/Yò ùlā jī-á rō-m gé : je suis malade.

c. Quand on est guéri :

Dò gé rāḿ lé èr òsé nàng kògēsò mbān : ma blessure est déjà cicatrisée.

Jī-á gé tī lé rém lái : sa main enflée s'est désenflée.

Jī bò-ḿ gé tī lé ùndā ràbē-ràbē : le bras de mon père s'est complètement désenflé.

M-ájì kébēré : j'ai recouvré la santé, repris vie ; je suis guéri.

Mùndákōrō lé túgā ndùl mbān : la variole est déjà cicatrisée.

Ré-á té-é né bàsìné ájì kébēré : il a été malade, mais maintenant il est guéri.

Ré-á túgā síb : il se remet physiquement et moralement.

Rō-ḿ tél lél pé : à nouveau je suis en bonne santé.

Rō-ḿ kìlā kód-kód mbán : j'ai une santé florissante/ je suis potelé.

Rō-ḿ sàà réu : je me sens revigoré.

Rō-ḿ tò kárī péd-péd : je suis entièrement guéri.

Rókòn ìn díá gé kéngēng : la maladie s'est dissipée.

Tà gòl-ḿ gé dò lé ùm mìr bàn : ma blessure s'est déjà cicatrisée.

2. Pour exprimer sa douleur

Dò-ḿ tèl-ḿ : j'ai la migraine

Dò-ḿ tó-ḿ : j'ai mal à la tête.

Dún-ḿ tó-ḿ : j'ai de douleur vive dans le dos.

Ēm tēén tā ngōn gé mbú-mbú : l'enfant écume de la bouche de souffrance.

Gòl-ḿ táné àré tó-ḿ : j'ai des gerçures au pied et cela me fait mal.

Gòl-ḿ tī òlé wùd wùd : litt. : mon pied bout ; Fr : mon pied me fait mal.

Gòl ngōn pélé : l'enfant a une ampoule au pied.

Jī-á òn : il a mal au bras.

Kōrkòsè-ḿ tō-ḿ yàán : j'ai très mal à la hanche.

Kúrú-gósē-ḿ tō-ḿ yàán : j'ai très mal à l'articulation du cou.

Kúrú-jī-ḿ òsō yòngùrì : j'ai une entorse au poignet.

Kùrngáng tón ngān-ḿ kérēmē-kérēmē : la carie dentaire me fait souffrir d'une douleur aiguë.

Màndè-gósè-ḿ tó-ḿ yàán : j'ai très mal à la gorge.

Mbī-ḿ tō-ḿ yàán : j'ai très mal à l'oreille.

Nāmā rā-ḿ : j'ai des douleurs.

Ngào-dàn-ḿ tō-ḿ yàán : j'ai très mal à la colonne vertébrale.

Ngēl-ḿ tō-ḿ yàán : j'ai très mal au flanc.

Ngòl-ḿ tō-m ré mbīsā àm : j'ai mal au pied, viens me masser.

Ngōn ìl mbà ndáà tōmé wóg-wóg : l'enfant a de vomissements répétés quand il tète.

Né mbīrī ùr-ḿ yàán : je suis terriblement tourmenté de mal de ventre.

Né rā mbī-ḿ àré bār yìi : mes oreilles sifflent.

Né ndàng gòl-ḿ bèŕ : j'ai une douleur vive à la jambe.

Né tí gósē-ḿ àré tó-ḿ yàán : j'ai très mal au cou.

Né ùà ùrú-ḿ : j'ai mal à l'estomac.

Né yòlé mè gòlè-ḿ àré tó-ḿ : mon pied s'infecte de l'intérieur et ça me fait très mal.

Pùg-pùg-ḿ tò-ḿ yàán : j'ai très mal aux poumons.

Ré-á tée àré sò ngāng-é pēgērē- pēgērē : il grince des dents de douleur.

Rō-ḿ gàin gēs : je suis abattu de douleur.

Rō-m ndīr njík-njík : tout mon corps me fait mal.

Sémòdèkèm ùbà màsól-ḿ àré tō-m yààn : j'ai un abcès sous l'aisselle qui me fait terriblement mal.

Sīngā rā-ḿ : j'ai mal aux gencives.

Ùr bò-ḿ rī-á yààn : le foie de mon père lui fait souffrir.

Ùr-ḿ ndīr njír-njír : j'ai de douleur vive dans le ventre.

Ùr ngōn tēén yān : l'enfant a mal au foie.

3. Pour communiquer d'autres symptômes

Dēsé mbī-ḿ gé tō gé lél bé : j'entends confusément comme le vent qui passe.

Dò-ḿ tél né wàgēsà/ Kèm ìlá mbír-mbír/ Nòn-ḿ ìlā : j'ai de vertige.

Gòl-ḿ tī wórí-wórí / Gòl-ḿ tī dám-dám : mon pied est enflé.

Kāgē ùl jī-ḿ gé : le bois a pénétré dans ma main.

Kèmkòn rā-ḿ : j'ai la conjonctivite.

Kèm dò lé-á ré màn pé-pé : sa plaie suinte.

Kèm nìbì dùndà rā kèm-é : je suis atteint d'une affection des yeux qui m'afflige.

Kèm pùdùrū pú àḿ m-òō lò sùr èĺ : mes yeux sont brouillés de sorte que je ne vois pas bien.

Kèm tō píì : je ne vois pas clair.

Kòr rā gòl-ḿ yààn : j'ai des pieds enflés.

Mbī-ḿ bār yīí : mes oreilles bourdonnent.

Mé-é kùl : il a la nausée.

Mé-ḿ ìn kòi-kòi : j'ai la nausée.

Mésè ndīr rō-ḿ gé ngùd-ngùd : le sang fait de pulsations, bourdonne en moi comme un liquide qui bout.

M-òō lò bēndērē : je vois confusément.

M-òō lò pîì : je vois indistinctement.

Né t-ìlā ngōn yàán : l'enfant est couvert de boutons.

Ngèr sò dò ngōn : l'enfant a la teigne.

Nòn-ḿ ìlā mbélí k-àḿ m-òsō : j'ai le vertige.

Nòn-ḿ ìlā mbír-mbír k-àḿ m-òsō : j'ai le vertige.

Rō-ḿ ndóōn-ḿ àm ngé : mon corps me démange de sorte que je me gratte partout.

Rō-ḿ núngā kéd-kéd : j'ai de la fièvre.

Rō-ḿ núgā pít-pít : j'ai une forte fièvre.

Rō-ḿ wèi pírìg : je suis très fatigué.

Tà-ḿ àdē mbàgē-mbàgē : ma bouche est amère.

Tà-ḿ àdē rágá : ma bouche est légèrement amère.

Tà-ḿ māsé mbídí : ma bouche est acide.

Tà-ḿ tò mbédéré-mbédéré : j'ai la bouche pâteuse.

Tōmé kàdēkài gé kàsē mbét-mbét : son vomi est rougeâtre

4. Pour communiquer les symptômes respiratoires

Kūngā ùà-m : litt. : un rhume m'a attrapé ; Fr : j'ai un rhume ; je suis enrhumé.

Lél ùà-m : j'ai le rhume.

Lél wà ngōn : l'enfant est enrhumé.

Ngōn kèsē lél wú : l'enfant a la coqueluche.

Dō ngōn ndìn mān : l'enfant est très enrhumé.

5. Pour exprimer les symptômes gastro-intestinaux

M-ndèng : j'ai la diarrhée.

REM : Dans l'expression ndèng on entend le mot éngē qui signifie maigreur, en raison du fait que quand on a la diarrhée on maigrit.

M-ndéng mésè : j'ai la dysenterie.

M-ùndà bàndà : j'ai attrapé une diarrhée.

Né bírī ùr-ḿ : j'ai des douleurs intestinales

Né sò òsē màsé mé-m gé : j'ai une mauvaise digestion.

Né ùà ùr ngōn àr-é t-ìlā ngáilāng-ngáilāng : l'enfant a mal à l'estomac et s'agite terriblement.

Ngōn éré dé mésè, éré ndàrè : l'enfant a la bilharziose.

Ùl-ndā òs-é : les pois de terre lui ont donné de l'indigestion.

6. Les accidents

Kùr jī-á òsō yùngùrì : il a une entorse au poignet.

Kùr jī-ḿ òsō yùngùrì : j'ai une entorse au poignet.

M-òsō m-àr kìyā-bāg-ḿ tèdé : je me suis casé mon épaule en tombant.

Ngōn òsō ùndà gárgō-è nàng njóg tō : l'enfant est tombé et s'est fracturé le crâne.

Pèr òn jī-ḿ mbádé : je me suis brûlé la main complètement.

Pèr òn kùdù ngōn : le feu a brûlé les fesses de l'enfant.

Pè òs'é àr'é wèi ré-á gé ndèng-ndèng : le feu l'a brûlé profondément.

7. Les expressions diverses

Bānjī gāng gòl-é tégéré-tégéré : la lèpre ronge son pied sans arrêt.

Bèmès tèen rō ngōn gé mìr-mì : l'enfant est couvert de rougeole.

Bíbí ré-á : il a la maladie du sommeil.

Dèné né lé tò k-àō kàd : cette femme est stérile.

Dèné òr ngōn : la femme a fait une fausse couche.

Déū gé àō kàd : cette personne est stérile.

Dò tèen mbī ngōn gé : une plaie survient à l'oreille de l'enfant.

Dò-m wèi ndìng-ndìng : j'ai la tête lourde.

Gòl-ḿ téēn tém : j'ai une verrue au pied.

Gósē-m tò kúrúm : ma gorge est obstruée.

Jám wà gósē-m : j'ai la gorge enrouée.

Jīgī túgā gòl-é/ Túgā gòl-é jīgī gé : il s'est cogné contre une souche d'arbre.

Lél ùndà-m : j'ai la grippe occasionnée par l'air.

Mbī-á nùngā sò : il entend mal.

Múndákórō téen ré-á gé : il a la variole.

Ngào ùr ngōn ndìr ngèt-ngèt : le cœur de l'enfant bat rapidement.

Ngōn gé réá tēē lé ùndà mbébé : l'enfant malade est affaibli.

Ngōn òr là hàgèdà : l'enfant est affaibli par la faim.

Ngōn òr ndà ládē-ládē : l'enfant est atteint d'une pâleur maladive.

Ndójī gòl-ì àr sí j-òō : étire tes jambes voir.

Ùndà bālā tígí-tígí : il tremble de tout son corps.

Wán ré-á : il a la syphilis.

Yèēn èngē àr sīngā dún-é nài kéréré : il a maigri de sorte que ses os apparaissent sous la peau.

Yèēn tàā bájàl : il a attrapé la gonococcie.

Yò bísī tòl-ḿ njùrùg : j'ai une contraction musculaire des jambes.

Yò dìmsìl bbà rī-á : il a l'épilepsie.

Yò mègèrè tōl gòl-ḿ njùrùg : mon pied est engourdi.

Yò rā ngōn òg-é lò tògè : la maladie empêche l'enfant de grandir.

Yò rí bà rā-í wà : quelle maladie as-tu ?

Yò tògè mé-é gé : la maladie s'aggrave.

Article élaboré à partir du livre de V. veary, *Gin ta ngambai-Lexique de la langue ngambai,* Toronto, 1977 et de notre livre, *Dictionnaire bilingue Ngàmbáye-Français, Français-Ngàmbáye,* L'Harmattan, Paris, 2019.

Annexe 2 : Anatomie du corps humain

1. La tête et ses différentes parties

Barbe	n. f. mbáità.
Bouche	n. f. tà.
Cheveux	n. m. pl. ìngà-dò
Cils	n.m. pl. bìīn-kèm.
Cornée	n. f. kōr-kèm.
Cou	n. m. góbē ; gósē.
Crâne	n. m. kā-dò.
Favoris	n. m. mbái-dò lè dō
Front	n. m. nòn ; ngónòn.
Globe oculaire	n. m. gūbūrū-kèm.
Hélix	n. m. kāgē-mbī.
Joue	n. f. ból ; kōjí.
Langue	n. f. ndòn.
Lèvre	n. f. dò-tà.
Lobe auriculaire	n. m. gél-mbī.
Mâchoire	n. f. sīngā-tà
Méat auriculaire	n. m. ból-mbī
Menton	n. m. gél-tà.
Moustache	n. f. bíīn dò-tà
Narine	n. f. réu-èm.
Nez	n m. èm.
Nuque	n. f. gár-gō
Oreille	n. f. mbī.
Œil, pl. yeux	n. m. kèm.
Pariétal, -ale, aux	adj. ndùbū-gō.

Paupière	n. f. ndā́r-kèm ; (sup.) dò-kèm, (inf.) gél-kèm.
Pavillon auriculaire	n. m. dò-mbī.
Pupille	n. f. kàndē-kèm.
Sourcil	n.m. bìīn-dò-kèm.
Tête	n. f. dò.
Tempe	n. f. mbór.
Visage	n. m. kèm ; nòn

DÀRŌ DÌNGÀM

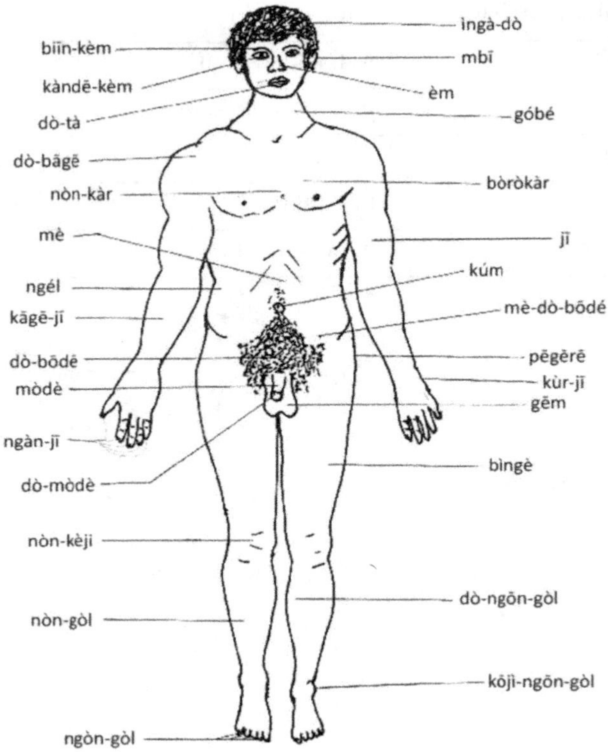

ìngà-dò
biīn-kèm
mbī
kàndē-kèm
èm
dò-tà
góbé
dò-bāgē
bòròkàr
nòn-kàr
jī
mè
kúm
ngél
mè-dò-bōdé
kāgē-jī
dò-bōdē
pēgērē
mòdè
kùr-jī
gēm
ngàn-jī
bìngè
dò-mòdè
nòn-kèji
dò-ngōn-gòl
nòn-gòl
kōjì-ngōn-gòl
ngòn-gòl

2. Le tronc et les membres supérieurs

Abdomen	n. m. mè.
Aisselle	n. f. màsól.
Annulaire	n. m. ngōn-jī.
Articulation	n. f. gùl.
Auriculaire	n. m. rúdū-ngōn-jī.
Avant-bras	n. m. kāgē-jī.
Bas ventre	n. m. gél-kūm.
Bras	n. m. jī.
Cartilage	n. m. ràgē-jī.
Clavicule	n. f. dò-bāgē.
Colonne vertébrale	n. f. sīngā-dūn ; sīngā-ngào-dūn.
Côte	n. f. sīng,ā-kàr.
Cou	n. m. góbē ; gósē.
Coude	n. m. kíl-jī ; síl-jī.
Creux axillaire	n. m. màsól.
Cubitus	n. m. sīngā ngēl-jī.
Doigt	n. m. ngōn-jī.
Dos (de la main)	n. m. gīr-jī.
Epaule	n. f. dò-bāgē ; dò-dām.
Epigastre	n. m. tàmàsē.
Flanc	n. m. ngél.
Humérus	n. m. sīngā-jī.
Hypocondre droit	tà-sīngā wùr.
Hypocondre gauche	n. m. tà-sīngā-màsē.
Hypogastre	n. m. gél-kūm.
Index	n. m. ngào-jī.

Ligament	n. m. né-tó-rō.
Lombes	n. f. pl. (bas de dos) dūn ; dò-gwói.
Main	n. f. jī.
Majeur	n. m. ngōn-jī gé dàná.
Mamelon	n. m. tà-mbà.
Métacarpe	n. m. sīngā-gùl-jī.
Muscle	n. m. tàl-rō.
Muscle du bras	n. m. dò-ngōn-jī.
Nombril	n. m. kúm.
Omoplate	n. f. jùgà/yùgà.
Ongle	n. m. yēl ; (*main*) yēl-jī, (*orteil*) yēl-gòl).
Paume	n. f. dàbēlàjī, dàn-jī, mè-jī.
Pectoral	n. m. bòròkàr.
Phalange	n. f. dò-gùĺ-ngán-gòl.
Poignet	n. m. góbē-jī ; kùr-jī.
Poitrine	n. f., kàr.
Pouce	n. m. kòn-jī.
Radius	n. m. sīngā-kùnjī.
Rachis cervical	n. m. kāgē-góbē.
Rachis dorsal	n. m. kāgē-gír.
Rachis lombaire	n. m. kāgē-dùn.
Sein	n. m. dò-mbà ; mbà.
Sternum	n. m. nòn-kàr.
Tendon	n. m. ngìrà-rō.

DÀRŌ DÈNÉ

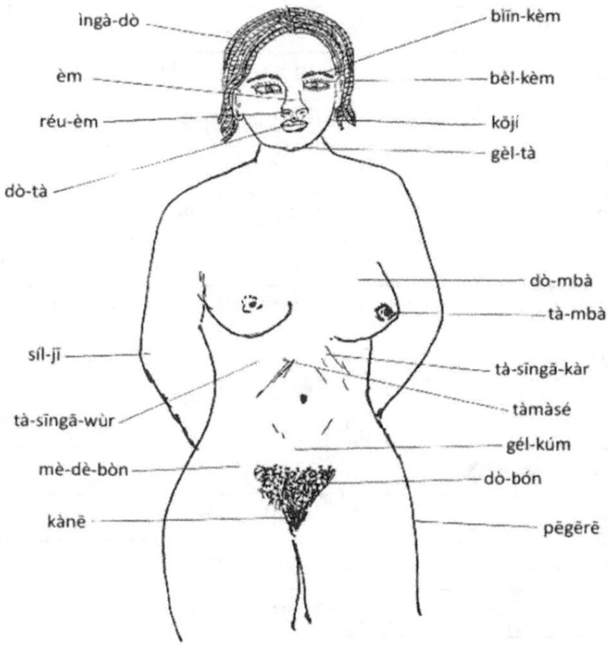

ìngà-dò
èm
réu-èm
dò-tà
bīīn-kèm
bèl-kèm
kōjí
gèl-tà
dò-mbà
tà-mbà
síl-jī
tà-sīngā-kàr
tà-sīngā-wùr
tàmàsé
gél-kúm
mè-dè-bòn
dò-bón
kànē
pēgērē

3. La ceinture pelvienne et les membres

Bassin	n. m. dàn.
Calcanéum	n. m. sīngā-gél-gòl.
Cheville	n. f. kùrū-gòl ; kōjī-ngónē.
Cuisse	n. f. bìngè.
Dos de pied	n. m. gìr-gòl.
Fémur	n. m. sīngā-bìngè.
Fesse	n. f. kùdù.
Genou	n. m. kèjī ; nòn-kèjì ; mèr-kèjì.
Gros orteil	n. m. kón-gòl.
Hanche	n. f. bèr ; kōr-kòsè ; pēgērē ; ndēgērē ; rēng.
Inguinal, ale, aux	adj. mè-dò-bòdè.
Jambe	n. f. gòl ; kāgē-gòl ; pl. kàs.
Métatarse	n. sīngā-gùl-gòl.
Mollet	n. m. dò-ngōn-gòl.
Orteil	n. m. ngōn-gòl.
Périnée	n. m. mè-mbà.
Péroné	n. m. sīngā-kāgē-gòl.
Pied	n. m. gòl.
Phalange	n. f. dò-gùl-ngán-gòl.
Plante de pied	n. f. dàbēlà-gòl.
Rotule	n. f. séngèré-nòn-kèjì.
Talon	n. m. gél-gòl ; gír-gòl.
Tendon du talon	n. m. ngìrà-gòl
Tibia	n. m. kāgē-gòl ; nòn-gòl.

SĪNGÀ RŌ DÉŪ

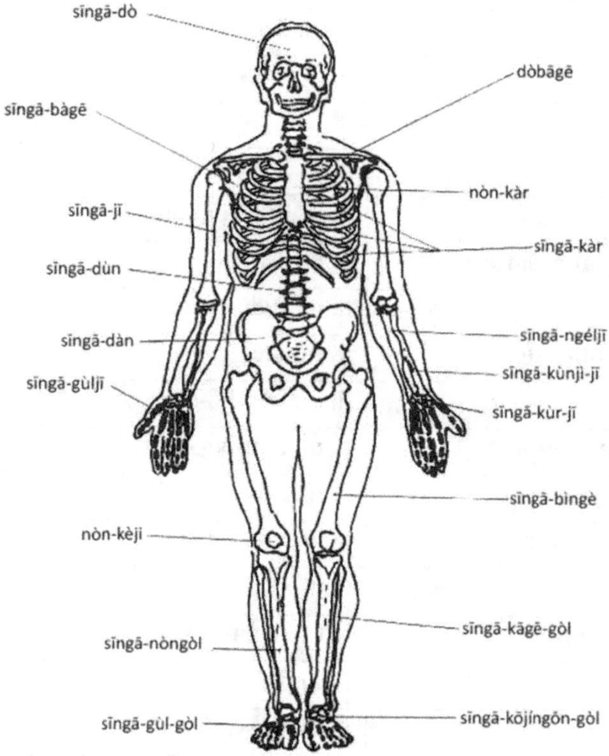
sīngā-dò
dòbāgē
sīngā-bàgē
nòn-kàr
sīngā-jī
sīngā-kàr
sīngā-dùn
sīngā-ngéljī
sīngā-dàn
sīngā-kùnjì-jī
sīngā-gùljī
sīngā-kùr-jī
sīngā-bìngè
nòn-kèji
sīngā-kāgē-gòl
sīngā-nòngòl
sīngā-gùl-gòl
sīngā-kōjíngōn-gòl

4. L'appareil digestif

Anus	réu gàbàlà kùdù.
Appendice	n. m. tém-bò-sìn.
Bile	n. f. màn-kàdē.
Caecum	n. m. bò-sìn.
Canal cystique	n. m. réu-kéi-kàdē.
Canal pancréatique	n. m. réu-làbēdā.
Cardia	n. m. rùdū-bòlè-góbē/gósē.
Cavité buccale	n. f. bòlè.
Colon	n. m. kón-bò-sìn.
Colon ascendant	n. m. kón-bò-sìn gé dò-kòl.
Colon descendant	n. m. kó-bò-sìn gé dò-gèl.
Colon traverse	n. m. kón-bò-sìn gé dàná.
Diverticule de Meckel	n. m. tém-ngàn-sìn.
Duodenum	n. m. ngàn-sìn.
Estomac	n. m. kéi-bò-sìn.
Foie	n. m. ùr/wùr.
Iléon terminal	n. m. rúdū-ngōn-sìn.
Jéjunum	n. m. ngàn-kùlā-sìn.
Marge anale	n. f. tà-kùdù.
Mésentère	n. m. gèdē-kùlā-sìn.
Œsophage	n. m. bòlè-gòbē/gòsē.
Pancréas	n. m. làbēdā.
Pylore	n. m. rùdū-kéi-bò-sìn.
Rectum	n. m. bòlè-kùdū.
Sigmoïde	n. m. bòlè-sìn.
Suc pancréatique	n. m. màn làbēdā.

Vésicule biliaire	n. f. kéi-kàdē.
Voie biliaire extra-hépatique	n. f. réu-kàdē.
Voie biliaire intra-hépatique	n. f. réu-úr/wúr

JÉBÉLÉ DÈŪ

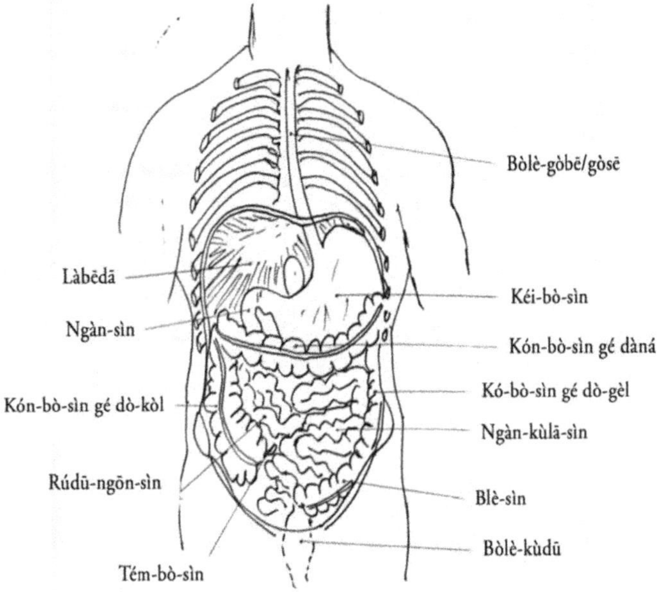

JÉBÉLÉ DÈŪ

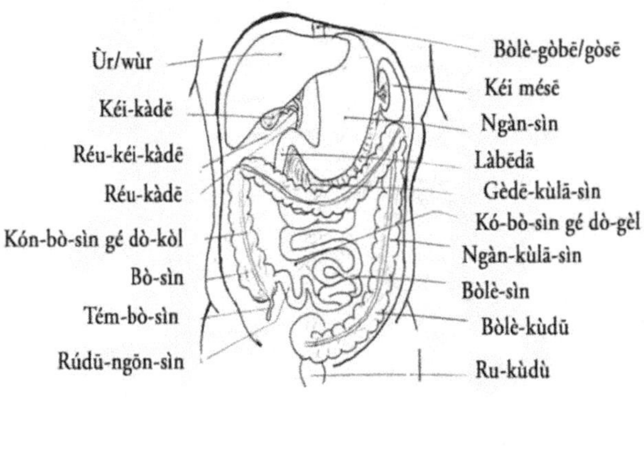

5. L'appareil cardio-vasculaire

Aorte	n. f. tór-kàsē-mèsē
Artère	n. f. ngìrà-jī ; kùlā kàsē-mèsē.
Artère axillaire	n. f. kùlā kàsē-mèsē.
Artère carotide	n. f. kùlā kàsē-mèsē.
Artère coronaire	n. f. kùlā kàsē-mèsē gùgù-bēngērē.
Artère cubitale	n. f. kùlā kàsē-mèsē ngēl-jī.
Artère fémorale commune	n. f. kùlā kàsē-mèsē wà būá bìngē.
Artère fémorale profonde	n. f. kùlā kàsē-mèsē bìngē gé ùr.
Artère fémorale superficielle	n. f. kùlā kàsē-mèsē bìngē gé kèĺ tár.
Artère humérale	n. f. kùlā kàsē-mèsē jī.
Artère iliaque	n. f. kùlā kàsē-mèsē gé dàná.
Artère iliaque commune	n. f. kùlā kàsē-mèsē wà būá gé dàná.
Artère mésentérique supérieure	n. f. kùlā kàsē-mèsē gēdē kùlā sìn gé tár.
Artère mésentérique inférieure	n. f. kùlā kàsē-mèsē gēdē kùlā sìn gé bèŕ.
Artère pédieuse	n. f. kùlā kàsē-mèsē gé gòl gé.
Artère péronière	n. f. kùlā kàsè-mèsē kāgē gòl.
Artère radiale	n. f. kùlā kàsē-mèsè kùnjī jī.
Artère rénale	n. f. kùlā kàsē-mèsē kàn dūn.
Artère tibiale antérieure	n. f. kùlā kàsē-mèsē nòn gòl gé kél kédé.
Artère tibiale postérieure	n. f. kùlā kàsē-mèsē nòn gòl gé kél gógó.
Cœur	n. m. bēngērē.
Crosse aortique	n. f. gàjì kàsē-mèsē.

Oreillette droite	n. f. mbī bēngērē gé dò kòl.
Oreillette gauche	n. f. mbī bēngērē gé dò gèl.
Péricarde	n. m. kám ndèm bēngērē.
Vaisseau	kùlā mèsē.
Valve aortique	n. f. bìdī tór-kàsē-mèsē.
Valve mitrale	n. f. bìdī ngēl dò kòl.
Valve tricuspide	n. f. bìdī ngēl dò gèl.
Veine	n. f. kùlā-ndùl-mèsē ; ngìrà.
Veine basilique	n. f. kùlā-ndùl-mèsē gèl jī.
Veine cave inférieure	n. f. tór-ndùl mèsē gé bèŕ.
Veine cave supérieure	n. f. tór-ndùl-mèsēgé tár.
Veine céphalique	n. f. kùlā-ndùl mèsē dò jī.
Veine cubitale	n. f. kùlā ndùl-mèsē ngēl jī.
Veine iliaque	n. f. kùlā ndùl mèsē gé dàná.
Veine jugulaire externe	n. f. kùlā ndùl mèsē gòbē kèĺ rágá.
Veine jugulaire interne	n. f. kùlā ndùl mèsē kèĺ kéi.
Veine porte	n. f. kùlā ndùl mèsē úr/wúr.
Veine radiale	n. f. kùlā ndùl mèsē kùnjí jī.
Veine saphène interne	n. f. njè kìyā rō ndùl mèsē kèĺ rágá.
Ventricule droit	n. m. ngēl bēngērē dò kòl.
Ventricule gauche	n. m. ngēl bēngērē gé dò gèl.

KÙLĀ MÈSĒ DÈŪ

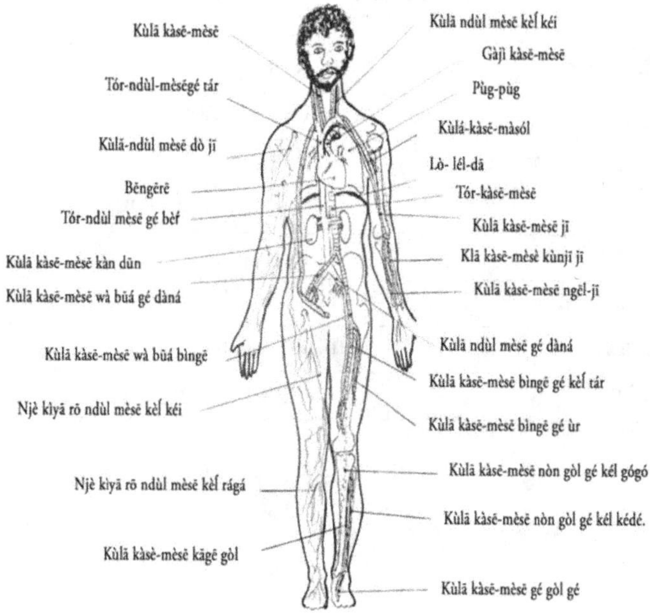

6. L'appareil respiratoire

Bronche	n. f. kāgē pùg-pùg.
Côte	n. f. sīng,ā-kàr.
Diaphragme	n. m. lò lèl dā.
Larynx	n. m. tēbē-màndè-gòbē/ gòsē.
Lobe pulmonaire	n. m. dēbé pùg-pùg.
Plèvre	n. f. kám ndèm pùg-pùg.
Poumon	n. m. pùg-pùg.
Sternum	n. m. nòn-kàr.
Thorax	n. m. gōgr,ō-kàr.
Trachée	n. f. kāgē-màndè-gòbē/gòsē.

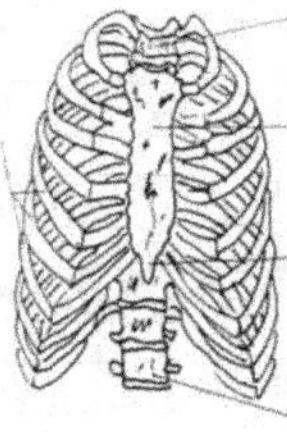
Kāgē-gìr
Sīngā-kàr
Nòn-kàr
Lò lèl dā. pùg-pùg
Kāgē-dūn

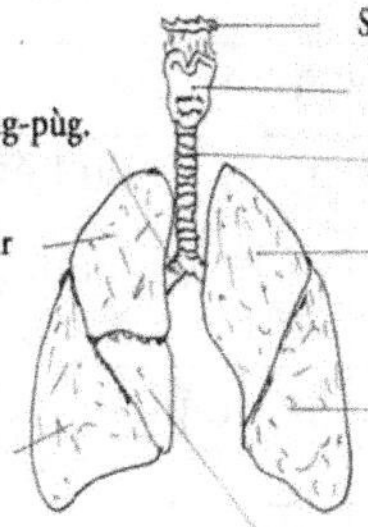
Sīngā gēdē ndòn
Tēbē-màndè-gòbē/ gòsē
kāgē pùg-pùg.
Kāgē-màndè-gòbē/gòsē
Dēbé pùg-pùg gé gòl gé tàr
Dēbé pùg-pùg gé gòl gé tár
Dēbé pùg-pùg gé gòl gé bér
Dēbé pùg-pùg gé gòl gé bér
Dēbé pùg-pùg gé gòl gé dàná

7. L'appareil urinaire et les organes génitaux

Clitoris	n. m. ngào-kànē.
Col de l'utérus	n. m. tà ngīr.
Cordon spermatique	n. m. kùlā gèm.
Epididyme	n. m. dò-kōr-gèm.
Gland	n. m. dò-mòdè.
Grande lèvre	n. f. dò-kànē.
Ligament rond	n. m. né tó rō gé gūbūrū.
Mont de vénus	n. m. dò bòn.
Ovaire	n. m. pùdù kéi-ngōn.
Organes génitaux féminins	n. m. pl. né kòjì ngōn.
Organes génitaux masculins	n. m. pl. né rā ngōn.
Petite lèvre	n. f. gél kànē.
Poil	n. m. bìīn.
Poil pubis féminin	n. m. bón.
Poil pubis homme	n. m. bìīn dò-bōdē.
Prépuce	n. m. bēn.
Prostate	n. f. kàndē-kùlā-mòdè.
Pubis	n. m. dò-bōdē.
Rein	n. m. kàndē-dūn.
Scrotum	n. m. gèm.
Testicule	n. m. kōr gèm.
Trompe de Fallope	n. f. réu kéi ngōn.
Utérus	n. m. lò-kèm/lò-sèm.
Uretère	n. m. kùlā kàndē-dūn.
Urétre	n. m. réu-èrē.

Vagin	n. m. ngīr.
Verge	n. f. mòdè.
Vésicule séminale	n. f. kéi màn-mòdè.
Vessie	n. f. kéi èrē.
Vulve	n. f. kànē.

NÉ RĀ NGŌN

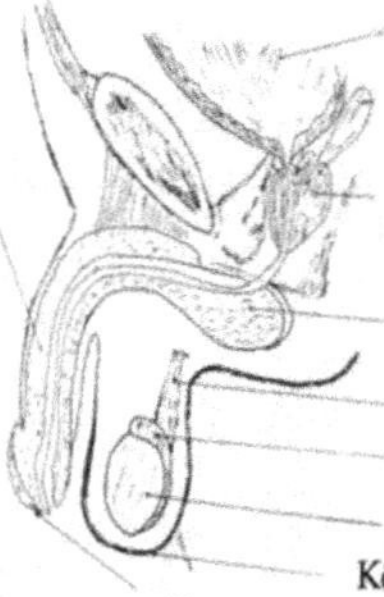

NÉ K-ÒJÌ NGŌN

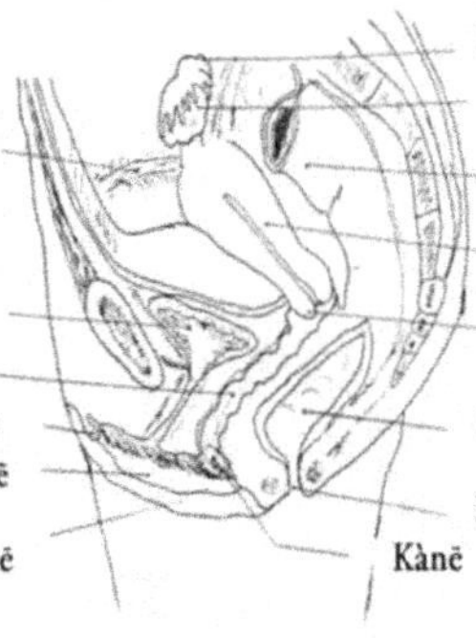

KÀNDĒ DÚN GÉ KÙLĀ MÉSÈJÉ LÉÁ

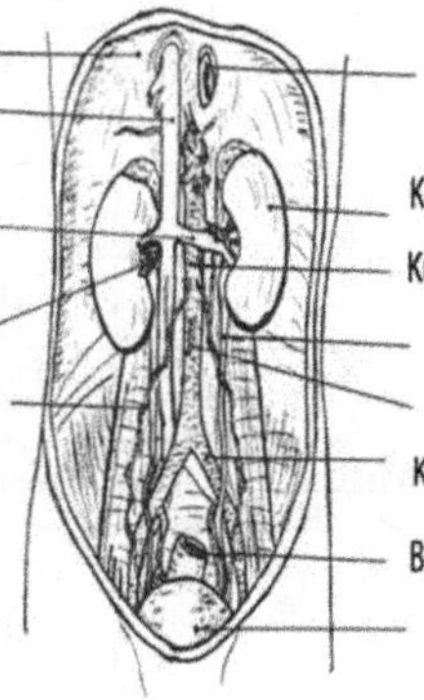

8. Mots divers

Ganglion lymphatique	n. m. kōr-mbā.
Glande	n. f. njè-nòn-màn.
Glande épiphyse (corps pinéal)	n. f. tèm yī dò.
Glande hypophyse	n. f. kàndē yī dò.
Glande lacrymale	n. f. nòn.
Glande parotide	n. f. dèbē dò mbī.
Glandes parathyroïdes	n. f. pl. ngán-dēr-gòbē/gòsē.
Glande salivaire	n. f. yīró.
Glande sébacée	n. f. ngào.
Glande sudoripare	n. f. tèdē.
Glande thyroïde	n. f. dēr-gòbē/gòsē.
Hiatus	n. m. bòlè.
Lymphe	n. f. màn-rō.
Os hyoïde	n. m. sīngā gēdē ndòn.
Peau	n. f. ndāŕ.
Péritoine	n. m. kám jébélé.
Rate	n. f. kéi mèsē.
Sang	n. m. mèsē.
Substance	n. f. kàn-kèm-rō.

9. Le système nerveux

Cerveau	n. m. yī-dò.
Cervelet	n. m. yī-gár-gō.
Circonvolution	n. f. kùr-dò.
Ganglion nerveux	n. m. kōr kùlā-rō.
Hémisphère cérébral	n. m. dēbē yī-dò.
Liquide céphalo-rachidien	n. m. màn yīrō.
Méninge	n. f. kám ndēm yīrō.
Méninge dure-mère	n. f. kón-dèrjē.
Méninge arachnoïde	n. f. kám gìn-dò.
Méninge pie-mère	n. f. kòn julajē.
Moelle épinière	n. f. yī kāgē dàn.
Nerf	n. m. kùlā rō.
Nerf axilliaire	n. m. kùlā-rō-màsól.
Nerf cubital	n. m. kùlā-rō ngél-jī.
Nerf crural : n. m. kùlā-rō bìngē.	
Nerf fémoral	n. m. kùlā-rō bēgērē.
Nerf huméral	n. m. kùlā-rō jī.
Nerf median	n. m. kùlā-rō dàndé.
Nerf obturateur	n. m. kùlā-rō njè-kùdū réu.
Nerf rachidien	n. m. kùlā-rō dūn.
Nerf radial	n. m. kùlā-rō kùnjí-jī.
Nerf sciatique	n. m. kùlā-rō dàn.
Nerf sciatique poplité externe	n. m. kùlā-rō ngōn dàn gé kéĺ rágá.
Nerf poplité interne	n. m. kùlā-rō ngōn dàn gé kéĺ kéi.
Nerf tibial antérieur	n. m. kùlā-rō nòn-gòl gé kèĺ kédé.

Nerf tibial postérieur	n. m. kùlā-rō nòn-gòl gé kèĺ gógó.
Nerf digital plantaire	n. m. kùlā-rō ngàn-gòl.
Neurone	n. m. kùlā yī-dò.
Substance blanche	n. f. kàn-kèm-rō gé ndà.
Substance grise	n. f. kàn-kèm-rō gé mīnā.
Système nerveux somatique	n. m. né kùlā yī kán dà-rō.
Système nerveux végétatif	né kùlā yīrō gé de mù.
Tronc cérébral	n. m. yī dùbu-gō.

NÉ KÙLĀ YĪRŌ

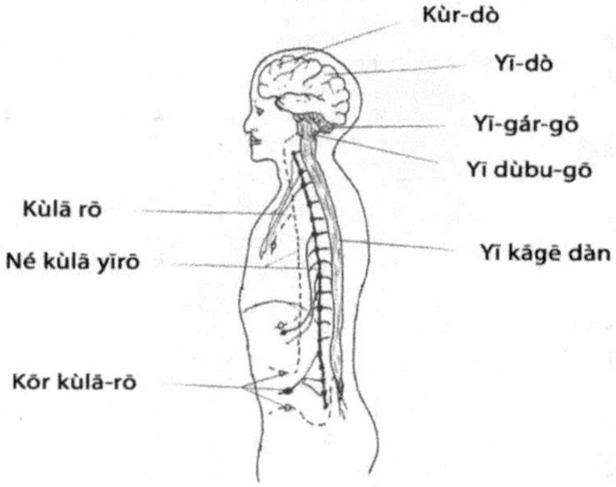
Kùr-dò
Yī-dò
Yī-gár-gō
Yī dùbu-gō
Kùlā rō
Né kùlā yīrō
Yī kāgē dàn
Kōr kùlā-rō

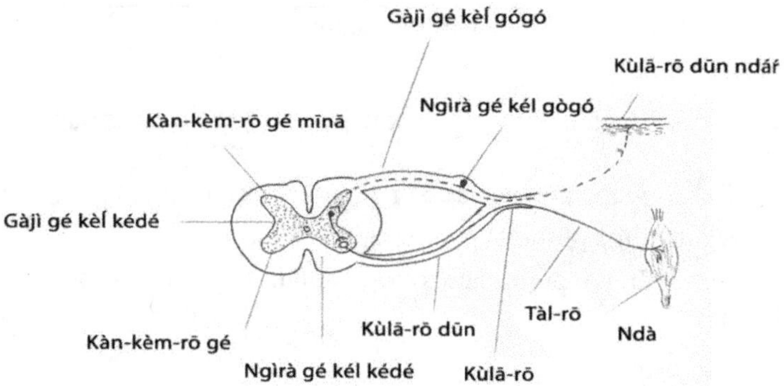
Gàjì gé kèĺ gógó
Kùlā-rō dūn ndáŕ
Ngìrà gé kél gògó
Kàn-kèm-rō gé mīnā
Gàjì gé kèĺ kédé
Tàl-rō
Ndà
Kùlā-rō dūn
Kàn-kèm-rō gé
Ngìrà gé kél kédé
Kùlā-rō

Annexe 3. Anatomie de la dent en Ngàmbáy

Canines	kìā-ngāng
Carie	dò-pèr
Carie dentaire	kùr-ngāng
Dent	ngāng
Gencive	dìl/yìr
Incisives	tà-tél-ngāng
Molaires	bìrī-ngāng
Palais de la bouche	ngàdēngém
Prémolaires	voir molaire
Racine de la dent	ngìrà ngāng

REM Les Ngàmbáyes ne connaissent que trois groupes de dents :

– Tà-tél-ngāng appelée aussi ngāng kògō (incisives) pour rire.

– Kìā-ngāng (canines) pour couper les aliments.

– Bìrī-ngāng (prémolaires + molaires) pour broyer les aliments.

RĪ NGĀNG DÈŪ

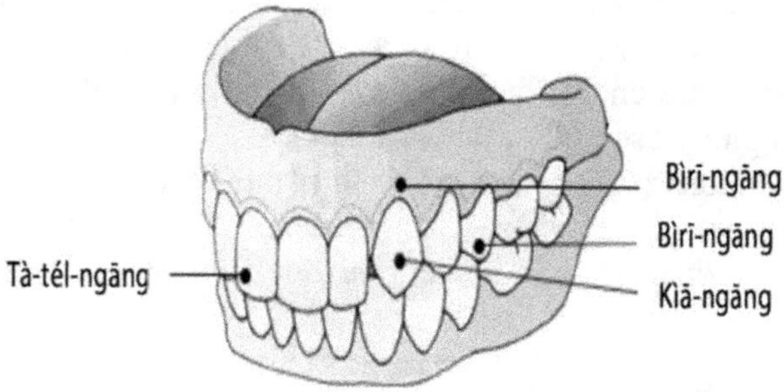
Bìrī-ngāng
Bìrī-ngāng
Tà-tél-ngāng
Kìā-ngāng

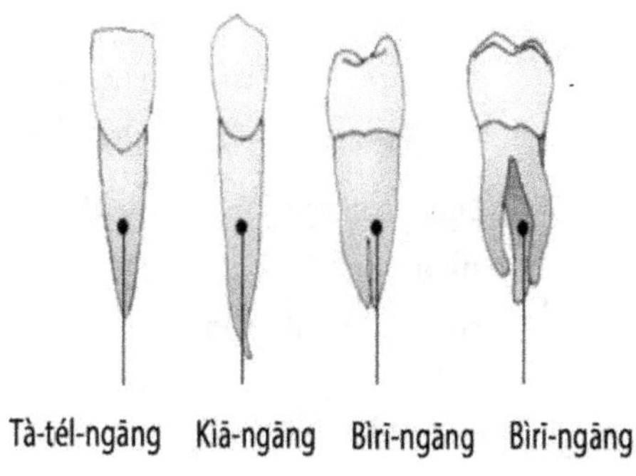
Tà-tél-ngāng
Kìā-ngāng
Bìrī-ngāng
Bìrī-ngāng

Annexe 4. Autres plantes pour soigner et guérir

Voici d'autres plantes qui peuvent vous guérir quand vous tombez malades. Vous constaterez sur cette liste qu'elles sont, le plus souvent, à la sortie de votre village. Peut-être même en avez-vous devant votre enclos familial, voire dans la cour de celui-ci. En effet, la plupart sont des arbres fruitiers.

Nous donnons d'abord le nom de la plante en ngàmbáye, puis en français et en troisième lieu le nom scientifique entre parenthèses. Viennent ensuite le rôle de la plante et le mode d'emploi.

Nom de la plante	Rôle	Mode d'emploi
Bànàná ; Bananier ; (Bannanas)	– Peut cicatriser les plaies simples – Contre l'infection	– Utiliser un morceau de tronc petit et mince comme compresse. Maintenez-le avec une bande propre.
Làmúŋ ; Citron ; (Citrus médica)	– Maux de gorge – Angine – Réduit les gonflements abdominaux – Soulage les vertiges – Calme la sensation de douleur	– Buvez du jus de citron pur.
Mbàyekèndè ; Citronnelle ; (Cymbopogon citratus)	– Lutte contre le Paludisme – Favorise l'élimination des urines en cas de fièvre – Amoindrit les troubles intestinaux et les crampes d'estomac – Élimine les moustiques	– Faites bouillir quelques minutes dans l'eau. – Buvez ensuite – Plantée aux abords de l'enclos familial, elle éloigne les insectes. Faites brûler les feuilles pour éliminer les moustiques.

Mángò ; Manguier ; (Mangifera indica)	– Véritable source de vitamine c – Lutte contre la constipation	– Manger bien mûre, elle réduit la sensation de fatigue.
Mbòr/Mbòrò ; Goyavier ; (Psidium guajava)	– Lutte contre la diarrhée (adultes) – Soulage des vertiges – Atténue des maux de gorge – Anti-constipation (si fruit mûr)	– Mangez le fruit mûr cru – Mâcher les feuilles crues – Faites bouillir 5 à 8 feuilles jaunes ou l'écorce dans un verre d'eau. Prenez-en 2 à 3 fois par jour.
Ngàlì ; Manioc ; (Manihot exulenta)	– Brûlure légère	– Lavez et pilez la racine crue Mettez dans une compresse. Appliquez sur la brûlure.
Sà ; Tabac ; (Nicotiana)	– Contre les poux	– Faites bouillir les feuilles fraîches. Lavez la tête 2 ou 3 fois par jour avec ce liquide.

Tableau élaboré à partir d'un dossier d'Agripromo, n° 44, Inades, Janvier 1984, p. 4, cité par Abe N. Ndoumy, in La médecine africaine et la médecine officielle en Côte d'Ivoire, thèse de doctorat, p. 666.

Bibliographie

Abe N. Ndoumy, *La médecine africaine et la médecine officielle en Côte d'Ivoire : une approche stratégique de collaboration,* Thèse de doctorat de 3e cycle, Faculté de lettres, Arts et sciences humaines, Abidjan, 1991-1992, PDF, 702 p. Disponible sur le site https://docslib.org.1113639.

Ghislain A.ATmezing et al., *Modélisation multi agent massif d'un système d'aide à la décision en médecine traditionnelle,* 2009, PDF. Disponible sur le site Article_Atmezing_Bon_A_Publier.DOC.

Béamlaou-Mianbert, *Terminologies anatomiques ngambai*, in Lò-yēl-kī-é, Revue de l'Association pour l'Étude et le Développement de la langue ngambay- Tchad, n° 8, août 1995, p. 3-27.

Bénézet Bujo (L'abbé), *La vision africaine du monde,* Université de Fribourg-Suisse, 2018, 242 p.

Bible (La Sainte), traduite sur les textes originaux hébreux et grec par Louis Segond, éd. Société biblique de Genève- Suisse, 1967.

M. Briault, *Polythéisme et fétichisme*, Librairie Broud et Gay, Paris, 1929, 200 p.

Brahim Boy Otchom (Dr), *Organisation de la médecine traditionnelle au Tchad,* Disponible sur le site https://doczz.fr.doc/5803709/organisation-de-la-médecine-traditionnelle-au-Tchad.

M. Cabakulu, *Dictionnaires des proverbes africains*, éd. L'Harmattan, Paris, 1992, 304 p.

P. Dagou, *Les milieux ruraux en Afrique du Sud du Sahara : le cas du pays Mundan au Tchad,* Thèse de doctorat de 3e cycle, Université Paul Valéry, Montpellier III, 1986.

René D. Daindanso, *Missions évangéliques au Tchad,* Mémoire de licence en théologie, Faculté de théologie évangélique de Vaux sur Seine, 1970.

Dictionnaire Larousse, 1966.

Dictionnaire Le Petit Robert, 1993.

A. Djmet-Baboum, *Étude géomorphologique de la vallée du Logone en amont de la Laï (République du Tchad)*, Thèse de doctorat de 3e cycle, Université Louis Pasteur, Strasbourg I, 1979.

Encyclopédie Universaliste, Paris, 1970, Vol.1, p. 1090-1091.

D. Flajolet, *Le rapport Flajolet, Annexe I la prévention, définitions et comparaison,* disponible sur le site https://santé. Gouv.fr/IMG/PDF/anneescs. PDF.

J. G. Froelich, *Nouveaux dieux en Afrique,* Paris, Prisme, 1969, 128 p.

A. Gaston et G. Fotius, *Lexique des noms vernaculaires de plantes du Tchad,* laboratoire de Farcha-Section botanique-Centre ORSTOM, Fort-Lamy, Tchad, Tome I, 173 p, Tome 2, 182 p.

F. Greber, *Au Gabon,* Société des missions évangéliques, Paris, 1928, 380 p dont 360 p. illustrés.

F. Heindenreich, L'eau qui soigne. Réflexion sur la place singulière de l'eau dans les soins d'un guérisseur Seereer- Sénégal, in *L'autre,* vol. II-n° 2, 2001, pp 291-299.

Kertharo et al., La médecine et la pharmacie traditionnelle sénégalaise, in *Études médicales :* documentation irdfr/fdj : 217 558, pp. 7-54 PDF, 1975.

A. Konan, *La place de la médecine traditionnelle dans les soins de santé primaire à Abidjan-Côte d'Ivoire,* Thèse de doctorat en médecine, Université de Toulouse-France, 2012, 208 p.

A. Kouame, *Système de gestion de la médecine traditionnelle dans une plateforme web social et sémantique : une approche basée sur une ontologie visuelle*, Thèse de doctorat en informatique, Université Gaston Berger de Saint Louis-Sénégal, 2018, 218 p. PDF, Disponible sur le site :
https://hal.science/tel01842116v6.

J-P. Magnan, *Terre Sara terre tchadienne*, éd. L'Harmattan, Paris, 1986, 380 p.

D. Maikoubou, *Proverbes et dictons ngàmbáyes- Tchad,* éd. L'Harmattan, Paris, 2005, 188 p.

D. Maikoubou, *Sú et Njaamgodo- Contes Ngàmbáyes du Tchad,* éd. L'Harmattan, Paris, 2010, 82 p.

D. Maïkoubou, *Les ngàmbáyes- Une société de la savane arborée du Tchad,* éd. L'Harmattan, Paris, 2015, 250 p. + 1 carte.

D. Maikoubou, *Dictionnaire Bilingue : Ngàmbáye- Français- Français-Ngàmbáye*, éd. L'Harmattan, Paris, 2019, 319 p. + 3 cartes.

D. Maikoubou, *Tabous, totems et magie dans la société ngàmbáye du Tchad*, éd. L'Harmattan, Paris, 2020, 92 p.

R. Mavoungou- Pambou, *Proverbe et dicton du Loango en Afrique centrale : langue, culture et société,* éd. Bajag-Meri, Jouy -le-Moutier, 1997, Tome 1, 150 p.

M bai-yalmia N. Ndjérassem, *Le français au Tchad,* in Revue du réseau des observatoires du français contemporain en Afrique n° 20, 2005, 504 p + 3 cartes.

J. Michau (Dr), *Pour une médecine différente,* éd. J'ai lu, Paris, 1975, 188 p.

J. Mbiti, Religions *et philosophie africaine,* traduit de l'anglais par Christiane Le Fort, éd. CLE, Yaoundé-Cameroun, 1972, 299 p.

G. Moussanang, *L'initiation et ses implications sociales dans la vie des Mbaye-Doba,* Mémoire de maîtrise, Université de Tours, 1976.

H. Ndoyom, *Les Mbáy-mà comme incarnation de la sagesse dans l'univers ngàmbáy : mythe ou réalité ?* Thèse de doctorat unique, inédit, Institut catholique, Paris, 1986, 376 p + 2 cartes.

OMS, Rapport technique Afro, n° 1, *Médecine traditionnelle en Afrique*, rapport d'expert à Brazzaville-Congo, 1976, 21 p.

OMS, Déclaration d'Alma-Ata- Genève sur les soins de santé primaires, 1978. Disponible sur le site : https://www.who.int/topics/primary_healt_care/alma_alta_declaration/fr/

S-R. Sidio et al, Médecine traditionnelle et spécificité des tradithérapeutes du département de Gagnoa, in *Afrique science* 17 (2), 2000.PDF. Disponible en ligne sur le site http://www.afriscience. Net

L-T, Thomas, *La mort africaine – Dialogue funéraire en Afrique*, éd. Payot, Paris, 1982, 273 p.

D. Tsokini, *Psychologie clinique et santé au Congo*, éd. L'Harmattan, Paris, 2008, 130 p.

UNESCO, *Rapport du CIB sur les systèmes de la médecine traditionnelle et leurs implications éthiques*, 2013, PDF. Disponible sur le site https://unesdoc.unesco.org/images/0021/002174/217457,

V. Veary, *Gin ta ngambay- Lexique de la langue ngambay,* Toronto, 1977, 273 p + cartes.

D. Zahan, *Religion, spiritualité et pensée africaine*, éd. Payot, Paris, 1980, 244 p.

Table des matières

Structures éditoriales du groupe L'Harmattan

L'Harmattan Italie
Via degli Artisti, 15
10124 Torino
harmattan.italia@gmail.com

L'Harmattan Hongrie
Kossuth l. u. 14-16.
1053 Budapest
harmattan@harmattan.hu

L'Harmattan Sénégal
10 VDN en face Mermoz
BP 45034 Dakar-Fann
senharmattan@gmail.com

L'Harmattan Cameroun
TSINGA/FECAFOOT
BP 11486 Yaoundé
inkoukam@gmail.com

L'Harmattan Burkina Faso
Achille Somé – tengnule@hotmail.fr

L'Harmattan Guinée
Almamya, rue KA 028 OKB Agency
BP 3470 Conakry
harmattanguinee@yahoo.fr

L'Harmattan RDC
185, avenue Nyangwe
Commune de Lingwala – Kinshasa
matangilamusadila@yahoo.fr

L'Harmattan Congo
219, avenue Nelson Mandela
BP 2874 Brazzaville
harmattan.congo@yahoo.fr

L'Harmattan Mali
ACI 2000 - Immeuble Mgr Jean Marie Cisse
Bureau 10
BP 145 Bamako-Mali
mali@harmattan.fr

L'Harmattan Togo
Djidjole – Lomé
Maison Amela
face EPP BATOME
ddamela@aol.com

L'Harmattan Côte d'Ivoire
Résidence Karl – Cité des Arts
Abidjan-Cocody
03 BP 1588 Abidjan
espace_harmattan.ci@hotmail.fr

Nos librairies en France

Librairie internationale
16, rue des Écoles
75005 Paris
librairie.internationale@harmattan.fr
01 40 46 79 11
www.librairieharmattan.com

Librairie des savoirs
21, rue des Écoles
75005 Paris
librairie.sh@harmattan.fr
01 46 34 13 71
www.librairieharmattansh.com

Librairie Le Lucernaire
53, rue Notre-Dame-des-Champs
75006 Paris
librairie@lucernaire.fr
01 42 22 67 13

www.ingramcontent.com/pod-product-compliance
Lightning Source LLC
LaVergne TN
LVHW021221061026
849535LV00008B/2855